在宅医療カレッジ

地域共生社会を支える多職種の学び21講

佐々木 淳＝編集

医学書院

佐々木淳◉ささきじゅん
医療法人社団悠翔会理事長・診療部長
1973年生まれ。筑波大学医学専門学群卒業後、三井記念病院内科、消化器内科にて勤務。井口病院副院長、金町中央透析センター長を経て、2006年MRCビルクリニック（在宅療養支援診療所）設立・理事長。2008年医療法人社団悠翔会に改称（スタッフ提案による漢字2文字の組み合わせで名称決定）。編著『これからの医療と介護のカタチ 超高齢社会を明るい未来にする10の提言』（日本医療企画, 2016)、『在宅医療 多職種連携ハンドブック』（法研, 2016）等多数。

在宅医療カレッジ
—地域共生社会を支える多職種の学び21講
発　行　2018年12月15日　第1版第1刷©
　　　　2019年 2 月 1 日　第1版第2刷
編　集　佐々木《ささき》 淳《じゅん》
発行者　株式会社　医学書院
　　　　代表取締役　金原　俊
　　　　〒113-8719　東京都文京区本郷1-28-23
　　　　電話　03-3817-5600（社内案内）
印刷・製本　三報社印刷

ISBN978-4-260-03823-2

はじめに

在宅医療カレッジとは

「在宅医療カレッジ」は、2015年にスタートした医療・介護多職種のための学びのプラットフォームです。その「キャンパス」はwebにあります。よりよい在宅医療・ケアを提供していくため、多職種が共有しておくべき知識について、それぞれのフィールドで活躍するトップランナーを「教授」に迎えて定期的なセミナーを開催し、Facebook上で登録されている1万人を超えるメンバーに、24時間の学びと交流の機会を提供しているものです。

その最大の目的は「スムーズな多職種協働を通じて、理想の在宅医療を実現すること」です。

多職種協働の重要性は介護保険スタート時から叫ばれています。しかし、施行から18年を経過した現在でも、これは大きな課題であり続けています。各地で「顔の見える関係づくり」が行なわれていますが、多職種協働は必ずしもスムーズに進んでいません。

集合知の結実といえるWikipediaによれば、協働（きょうどう、英：coproduction/cooperation）とは「複数の主体が、何らかの目標を共有し、ともに力を合わせて活動すること」と定義されています（2018年11月1日時点）。仲よくなっただけでは多職種のチームは機能しません。少なくとも「目標の共有」と「チームワーク」の両方が必要なのです。

専門職は自身の専門性を磨くことに専念する傾向があります。しかし専門性の殻に閉じこもっていては、多職種協働を通じてその専門性を効果的に発揮していくことはできません。専門外領域における課題の広がりと、自分以外の専門職の役割を理解しておく必要があります。また、共有された目標を達成するためには、課題意識の共有、課題解決に向けてのプロセスの共有も必要となります。つまり、単なる「顔の見える関係」だけでは、チームワークは発揮できないのです。在宅医療カレッジは、専門性の枠を越えた合同の学びの場を提供することで、在宅療養支援に必要な知識やスキルの全体像を俯瞰し、より効果的な役割分担、そしてそれぞれの専門職の役割を再定義することをめざしています。そのなかで、専門職は「自分が提供すべき専門性」ではなく「自分が求められている専門性」という視点で、自らの知識とスキルを磨いていくことが重要であると考えています。

しかし、在宅医療における「学び」には難しさがあります。在宅ではそれぞれの専門職が独立して仕事をしていることが多く、現場で同職種・他職種から学ぶ機会がそもそも少ないのです。自ら意識しなければ最新の知見に触れることが難しく、日々の業務のなかで、専門職としての成長が滞る可能性があります。成長が滞ると、自らの仕事の本来の目的を見失い、業務そのものが目的化してしまう危険もあります。

また実際の現場では、多職種協働の役割分担のなかで、専門外領域との接触機会そのものが少なく、自分が「知らない」こと自体に気がついていないケースも多いのです。

だからこそ、在宅医療カレッジは、

❶各専門職に「気づき」を通じて学びのモチベーションを刺激すること。

❷自主的かつ効果的な学びのためのナビゲーションを提供すること。

この2点にとくに留意してきました。

そして、各回の講義を担当していただく教授を招聘するにあたっては、単に「優れた専門家」というだけではなく「未来の課題解決のために全力で取り組んでいる情熱的かつ魅力的な専門家」であることを重視してきました。ここで発信されたメッセージによって専門職としての新しい生き方を見出した仲間も少なくありません。

しかし、このような直接対話型の教育プログラムには、さまざまな物理的制約が存在します。この制約を乗り越えて参加する仲間の多くは、実はすでに高いモチベーションをもっています。そして学びたい人は、自分の力で学ぶことができます。理想の在宅医療・ケアを実現するために本当に必要なのは、現時点で「学び」に対して消極的な人たちのスイッチを入れること。そしてそのための「気づき」のメッセージなのではないでしょうか。

ライブの現場に集うことができる幸運な100〜200人程度が享受している素晴らしい講義を、より多くの人に届けることができれば、そしてそこに込められた教授陣の熱い思いを一点に集約することができれば、多くの消極的な専門職の固定観念と現状維持の固い殻を打ち壊し、成長のためのエネルギーを提供することができるかもしれない——。そんな思いで、これまでの講義のダイジェスト版として、現在と未来に活用できるメッセージに焦点を当てて本書を企画・編集しました。

まずは、読者それぞれが惹かれる冒頭のことば key message に目をとめていただけたら嬉しいです。

本書を通じて、1人でも多くの仲間が、理想の在宅医療・ケアを実現し、よりよい未来を創るためのチームの一員となってもらえることを願っています。

●目次

第III部 地域共生社会の学び

ブックデザイン｜遠藤陽一（デザインワークショップジン）
装丁写真撮影｜幡野広志

本書は２０１５～２０１７年にかけて開催された「在宅医療カレッジ」講義の記録映像などの資料を基に、ダイジェスト紹介を目的として編集しました。教授の所属・肩書きは当時のものです。

講義の全貌を知りたい、さらに学びを深めたい方は、各節末、巻末の教授一覧に記した２０１８年現在の教授連絡先、近著を照会ください。医療法人社団悠翔会運営の同名Facebookグループに参加され、最新情報にアクセスされることをお勧めします。またＱＲコードから悠翔会のリンクを読み込むことができます。＊ＱＲコードは、（株）デンソーウェーブの登録商標です。

https://www.facebook.com/groups/HOMIS.collage/

【本書掲載のＵＲＬはすべて２０１８年12月１日時点】

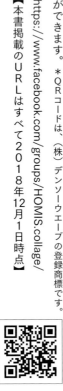

第 I 部

認知症ケアの学び

Key message I-1

高齢者の４割が認知症になるのだ。自分もいつか認知症になる。

それが当たり前である、と考えることから始めたい。

Ⅰ-1 認知症の人とともに生きる

木之下 徹
のぞみメモリークリニック院長
2015年4月28日 at ステーションコンファレンス東京

認知症当事者の叫び

「今日も『財布がない、定期がない…』と探しまわり疲れました。仕事を続けていますが、毎日仕事ができるのかが不安です。だんだん何もできなくなってきています。怖いです。もうよくなるとは思えません。私はどうなるのでしょうか。怖いです、苦しいです」

医療者はどうしたらよいのか？

一般化できるような具体的な答えなどない。

それこそが認知症の一番の問題なのだと思う。だからこそ考えたい。

従来の認知症診療の対象者は、明らかな認知機能低下によって「家族に連れられてくる人」「診療を拒む、認知症を否認する人」だった。このような人たちが日本に200万人いる。しかし近年、認知症外来に来る人はそうではない。本人が「何かおかしい、心配だ…」と感じて、外来に1人でやってくる。病院に来るというのには、相当の不安があるはずだ。

認知症を自ら疑う、不安を感じる。認知症治療の対象はこのような人たちになりつつあり、これは前者よりはるかに多く、800万人程度いるのではないかと予想している。いままで医療が蓄えてきたものは、前者の集団からの知識と経験であった。ところが、この知識は後者の集団には適用できない。どちらにも適用できる新しい知識を獲得しなければならない。そのために重要なのは、認知症の人たちを、認知症そのものを治療対象とする「患者」ではなく、認知症とともに生きる「人」として認識することではないか。

そして、これが近い将来の自分の姿だと思うこと。どんな人をみても、自分がこうなるのかもしれないと思うこと。それによって何かが変わる。

ある認知症の人が電車に轢かれて死亡した。鉄道会社が家族に賠償請求し、裁判所は家族に賠償責任を求めた。鉄道会社は被害者、家族は加害者になる。あるいは、電車に轢かれて死んだ認知症の人が加害者、家族が被害者。日本では、このような対立構造が生まれている。

そんななか、イギリスで「認知症アクション連合」というアイデアが生まれた。認知症を医療・介護だけでなく、社会全体で考えようという試みである。社会全員を当事者にしてしまうのだ。消防隊、図書館、サッカーチーム、鉄道会社なども参加している。

道路の上の踏切は、認知症の人にとっては不親切なのではないか。

認知症の人が街を歩いているという前提で考えると、このような危険な構造物を設置した鉄道会社にも責任の一端があるのではないか——。このような発想になるかもしれない。

私たちは医療者として、受診したその人に何かをしてあげたいと思う。

しかし、認知症の人たちが求めているのは、「やってあげる」ではなく、「一緒に何ができるか」というフレームワークではないか。認知症の人「に」ではなく、認知症の人「と」。

医療の現場でこれをやるのは容易ではないかもしれないが、いま、まさに萌芽の時期を迎えつつあると思う。現在、認知症とその予備群のＭＣＩ（軽度認知障害）を足して962万人。増え続けて2060年ごろには1500万人を超える。その後は総人口も減るので認知症の数も減るが割合で考えると、高齢者の4割が認知症になるのだ（図）。

自分もいつか認知症になる。それが当たり前である、と考えることから始めたい。

|図| **日本の認知症と軽度認知障害（MCI）の数**
過去60年間と今後90年間のシミュレーション

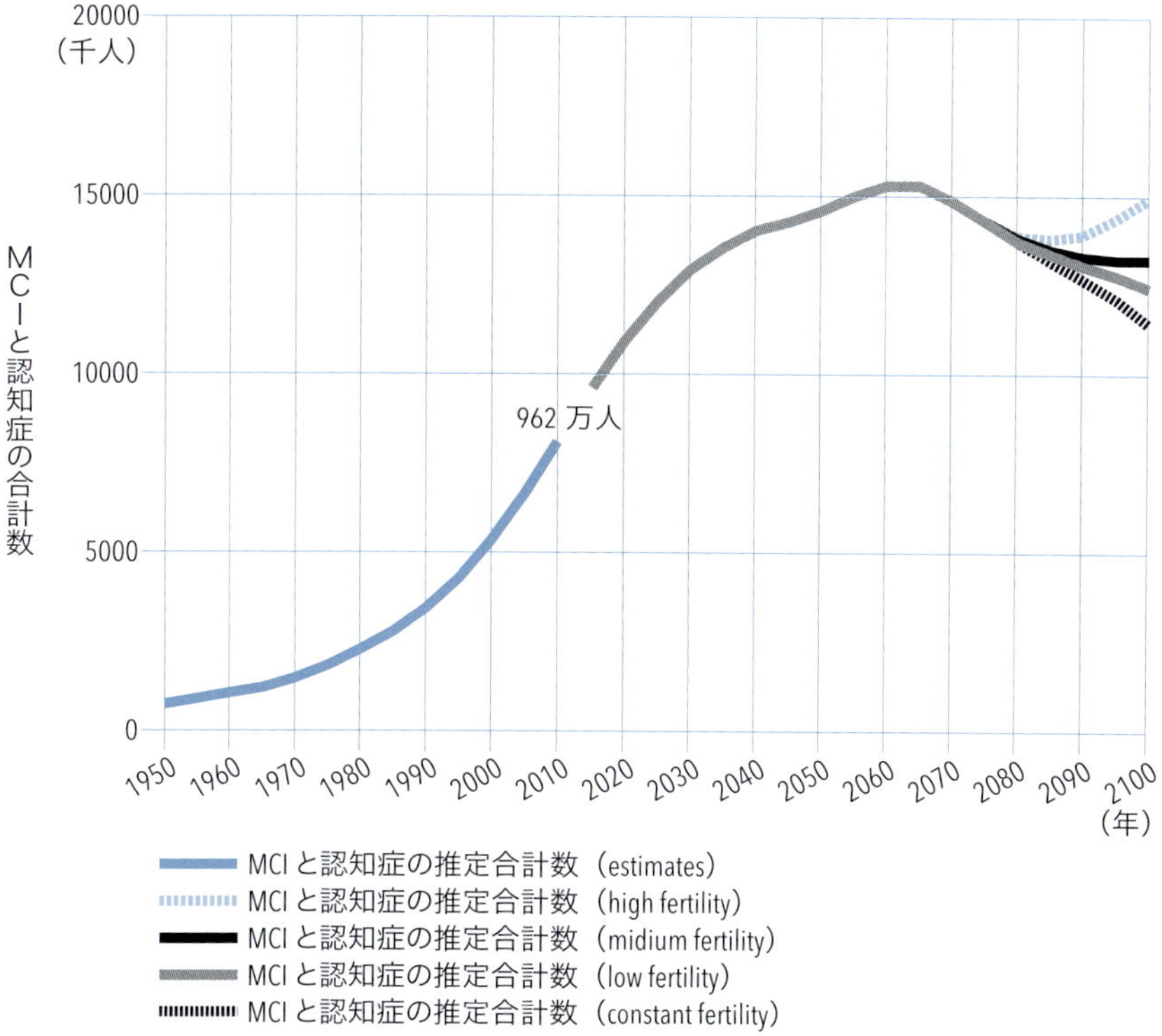

United Nations Population Division Department of Economic and Social Affairs, World Population Prospects: The 2010 Revision File 1B: Total population (both sexes combined) by five-year age group, major area, region and country, annually for 2011-2100 (thousands) Medium-fertility variant, 2011-2100 .
〔2013年度厚生労働省神崎班木之下担当分〕

認知症は「おしまい」か

2014年9月、NHK Eテレ(旧「教育テレビジョン」)で「Nothing about us, Without us.私たち抜きに私たちのことを決めないで」という番組が放送された。その翌月には、JDWG(Japan Dementia Working Group 日本認知症ワーキンググループ)が設立されている。これは認知症の人の(of)、認知症の人による(by)、認知症の人たちのための会(for the people with dementia)。認知症の当事者が話し合い、当事者による、当事者のための会をつくったのだ。そして最後のforでは、実はこれから認知症になるわれわれのため、ということも考えている点に留意されたい。

同時期の11月6日に東京で開催された、認知症サミット日本後継イベントでの安倍首相の発言*にこうあった。

「わが国では、高齢者の4人に1人が認知症またはその予備群といわれています。このような方々を…【中略】…認知症とともによりよく生きていただけるよう支援していくこと、これは安倍内閣のめざす、何度でもチャレンジできる社会であります。…【中略】…新たな戦略は、厚生労働省だけでなく、政府一丸となって生活全体を支えるよう取り組む

*https://www.kantei.go.jp/jp/96_abe/actions/201411/06nintishou_summit.html

ものとします」

政府一丸となって「よりよく生きる」支援を表明、「認知症施策推進総合戦略＝国家戦略」として取り組むことが明記された。そして、認知症当事者とともに、認知症の人が希望と尊厳をもって暮らせる社会の実現に向け、ともに歩むことを約束したわけである。

多くの人は認知症を、そして認知症になることをおそれている。

「認知症になると、壊れるの？　おしまいなの？」

どう答えるか？

「おしまい」とは死ぬことを意味するのか？

「おしまい」ということについて、誰も説明できない。

「壊れる」＝「おしまい」なのか？

「おしまいになる」のではなく、他人が「おしまいにしている」。

薬でコントロールする前に当事者、本人の話を聞くべきではないか。本人はなぜ怒っているのか。家族の話だけ聞かずに、本人の視点で考えるべきではないか。周囲の人が、本人の話も聞かず、「ひと」扱いせずに、「おしまい」にしてしまってはいないか。

「おしまいになる」のではなく、自分で「おしまいにしている」。本人は「生きている価値がない」と思っている。自ら、孤独の闇にただよい、自ら、希望も失い、自らを「おしまい」にさせていないだろうか。これらの問いに答えなければならない。ここに認知症医療が抱えている本当の問題がある。

「暴言、不穏…」といった周辺症状は「ケアの結果」であって、「ケアのはじまり」ではない。それらをはじまりと考えるから、抑制、制圧の対象という発想になる。

個人的には、ヒュリスティックな答えしか出せない。そして自分の至らなさを白状する。在宅診療を十数年、ともかく最初のころは、ひどい状況であった。やむを得ず薬も使ってきた。

しかし、いつも「それにはそうせざるを得ない理由がある」と思う。そして、目の前の人が、どうも近い将来の自分にも思えた。その自分は、理由を知ってほしい、と目で訴える。

誰のための医療か？

本人の話を聴くこと。それは当たり前のこと。

どういう状況であれ、あえて本人と話すべき。

それがすべてのスタートになる。

認知症になっても「絶望でおしまい」ではない。希望をもって生きるべき。

「お福の会」宣言

人は人として生まれ人として死ぬ
そしてその過程で誰もが認知症という病に遭遇する可能性をもっている
かつて認知症になると「人格が崩壊する」「こころが失われる」と
おそれられた時代があった
だが、いまや私たちは知っている
認知症になっても自分は自分であり続けることを
月が欠けているように見えても
月が丸いことに変わりはないのと同じである
自分が、認知症になっても家族の一員、社会の一員として、友人として
権利と義務とを有する国民の一人として生活を続け人生を全うしたい
同じように家族や友人が認知症になってもともに人生の旅路を歩き続けたい
「お福の会」はそういう思いをもつ市民が本人や家族、
医療、介護、行政、その他の立場を超えて集う場である

認知症になっても生活の主体者として人生を全うできるように
私たちは力を尽くしたい

２００８年10月14日採択　「お福の会」呼びかけ人
（肩書は当時）
小阪憲司（日本老年精神医学会前理事長）
髙見国生（認知症の人と家族の会代表理事）
町永俊雄（ＮＨＫ「福祉ネットワーク」キャスター）
和田行男（東京都地域密着型サービス事業者連絡協議会代表）
木之下徹（ＢＰＳＤチームケア研究会代表）

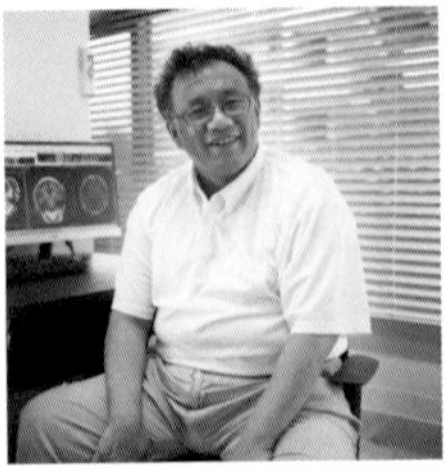

きのしたとおる　１９６２年生まれ。東京大学医学部保健学科卒業、同大学院博士課程中退（保健社会学）、山梨医科大学卒業。２０００年国立精神・神経センター武蔵病院内ミレニアムゲノムプロジェクト（アルツハイマー病、てんかん）に従事、２００１年医療法人社団こだま会こだまクリニック院長として主に認知症に関する在宅医療に携わる。２０１４年のぞみメモリークリニック開院、院長として認知症外来を続けている。
のぞみメモリークリニック　http://nozomi-mem.jp/

Key message I-2

僕らは自立支援をめざす仕事なのに
なぜ、介護保険以前からの支配管理的な
ルーティンをくり返すのですか?

だから介護職員は辞めていきます。
だって基本的に優しい人だから。

介護職員の質が悪いわけではなくて、
優しい人材がちゃんと優しさを発揮できる
現場ではないのではないかと思っています。

I-2 認知症プロアクティブアプローチケア

加藤 忠相
株式会社あおいけあ代表取締役
2016年2月10日 at 一般財団法人国鉄労働会館

支援と支配は違う

きれいで何の問題もないあるデイサービスがあるとします。天井が高くて明るくて、観葉植物もあります。文句をつけようがない清潔で便利な環境ですが、ではみなさんのなかで、そこにある椅子に「7時間ずっと」座っていられる方はいらっしゃいますか？ 時間つぶしにゲームや本を持ち込んだとしても、そこがスターバックスのステキな空間であっても、難しいですよね。僕はできないです。なのに、なんでお年寄りがずっと座っていられるでしょうか。

困っている方ですよね。足腰が痛かったり、いろんな記憶がなくなってしまったりするのがお年寄りです。その相手に僕自身でも難しいことを要求して、あちこち動かれたら、「○○さん、徘徊」などと記録に書かれてしまうわけです。そのあとは「ご飯だから座ってて」って抑制されちゃう。おかしくないかっていうのが、僕の考えです。

僕らや子どもたちでも普通に過ごせる場所でなければ、認知症で困っているお年寄りが過ごせるわけがない。そんな環境に押し込んでおいて、「あの人は問題だ」って言ってるあなたのほうが問題だろって僕は思うわけです。支援と支配とは違うのです。

接近戦のすすめ

広々とした部屋の中で、車いすのおばあちゃんがぽつんといる、というのは相当つらいと思います。高齢者になってくると視力も耳も悪くなってきます。少し離れた場所から「こんにちは〜」と言われても、自分が相手の声かけだと認識できてないし、誰からも1日中アイコンタクトされないという環境になる。僕は、一般的なデイサービスの空間だと広すぎると思っています。

あおいけあでの日常はこんな感じです（写真）。人どうしの距離がとても近いです。利用者のおばあちゃんたちはここで皆立ち働いています。お茶を入れたりごはんの準備をし

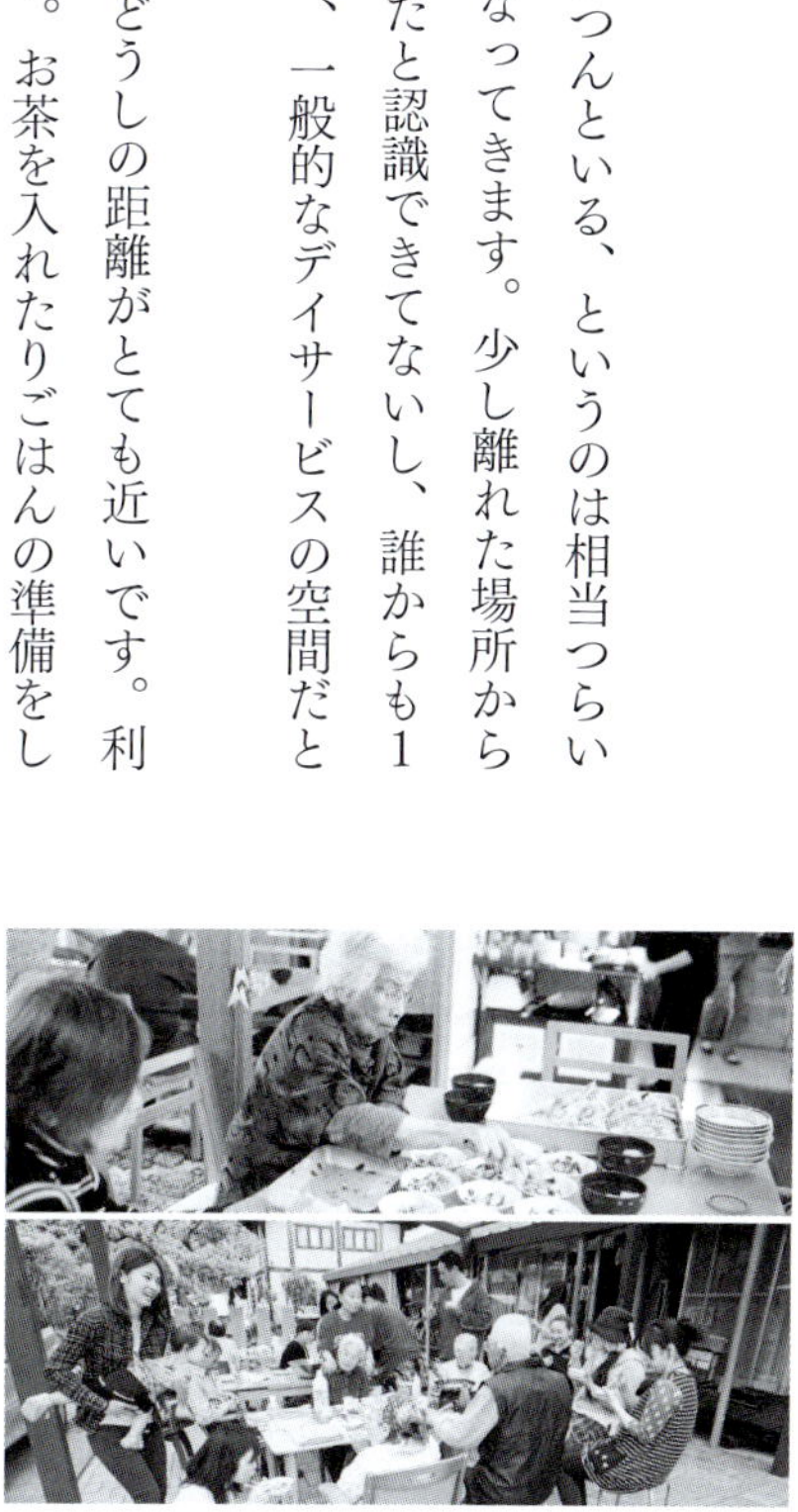

たり。これが当たり前の環境になっています。うちでは上げ膳据え膳はめったにしません。
また、目から視覚情報が入ってくる際、脳にある視床に伝わる情報が生理的に快適なものであれば、最終的には視床下部からセロトニン、ドーパミン、オキシトシンなどのいわゆる幸せホルモンが分泌されてきます。そうすると表情も朗らかになります。足が痛くてもその痛みは忘れてしまうものです。

一般的によくある特養の設備だと、床が塩ビタイルだったりテーブルもプラスチック素材だったりします。これだと視床情報がすごく悪いんですよ。でも、無垢の床になって、カフェのようなおしゃれなテーブルが置いてあったら、とたんに居心地がよくなる。
うちは全部、必ず無垢板にしています。テーブルもできるだけ木目が多いものを使っています（写真）。1/fゆらぎ*なんて言いますが、目にする人の精神に安定感をもたらします。その環境だから利用者だけでなく職員さんたちも働きやすいですよね。塩ビタイルの床の上で1日働くのと、この環境じゃ全然違うと思いますよ。

あおいけあでは、視覚だけで考えても、目からパッと入った情報がその人にどれだけ心地いいかっていうことを常に意識しています。たとえば、「また認知症の老人がうろうろ歩いているわ…」って地域の方から白い目で見られるのか、その同じおじいちゃんおばあちゃんがご近所を掃除していて「ご苦労様です…」って感謝されるのか。

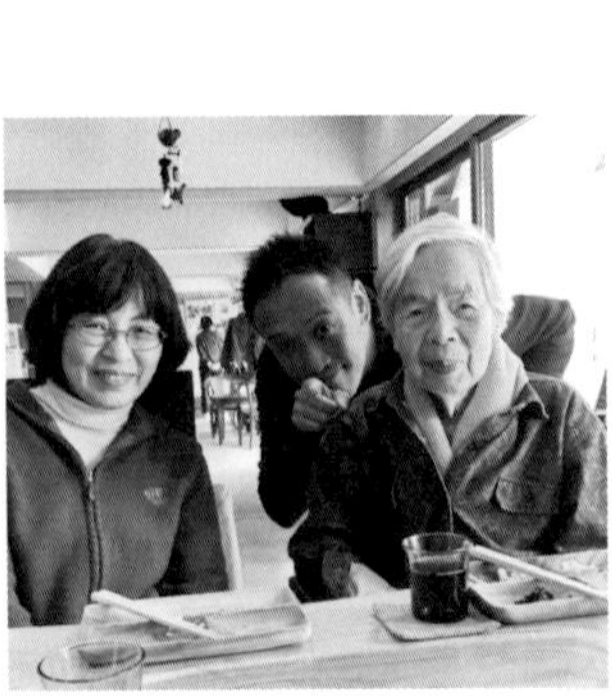

*自然界で観測される、規則的なようで不規則な「ゆらぎ」が調和した状態・現象。木漏れ日、人の心拍音、木肌（木目）が代表例。体感する者の自律神経を整える効果が検証されており、研究が進んでいる

おじいちゃんおばあちゃんの目に入る視床情報は、絶対に後者のほうがいいですよね。こういう環境を作るのが介護職の仕事であって、管理することが仕事じゃない。

ケアって、自立支援って何？

本日参加されたなかにも介護職の方はたくさんいらっしゃると思いますが、ケアって何ですか？　……。けっこう重要なことだと思いますが、こう聞いたときに多くの介護職の方が私に目を合わせてくれなくなります。

介護保険法　第二条　第二項
前項の保険給付は、要介護状態等の軽減又は悪化の防止に資するよう行われるとともに、医療との連携に十分配慮して行われなければならない。

「軽減又は悪化の防止」が僕らの仕事だと定義されてます。そのうえで、ケアする人とは何か？　健康に問題のある人に対して以下のことを行なう職業人だと、僕は思っています。まず「❶**回復をめざす**」。よくするわけです。そして「❷**現在の機能を保つ**」。悪化の防止、維持です。しかし、高齢になってくるにつれだんだん落ちてきます。その場合は、

「③最後まで寄り添う」。

世の中にはお年寄りを囲い込んで、ただ弱っていくのを見守っているのも同然に思える事業所もあります。そんなことをして介護保険でお金をもらったらいけないと僕は思います。ちゃんと自立の支援、回復できること・機能を発揮できることをケアする人が支援して、はじめて介護報酬がもらえるのではないでしょうか。

２０００年の介護保険法によって、介護の概念は、それまでの「療養上の世話」（１９６３年 老人福祉法）から、「自立の支援」にフルモデルチェンジしました。同時に、これまで社会福祉法人が独占していた事業に民間企業の参入も認められました。しかし、２０００年以後、それまで社会福祉法人がやっていたさまざまな「お世話」を営利法人がそれぞれに真似をして、検証もアップデートもされないまま、そのまま介護保険時代に突入してしまった。それがいま現在の状況ではないでしょうか。

お年寄りは「世話になる」立場に追いやられています。でも、介護保険法で「自立支援を考える」というのは、「一緒に」掃除をしてはじめて自立支援ですし、「一緒に」お茶を淹れてもらっていいですかとコミュニケーションをとって、はじめて自立支援です。そうされると、お年寄りは自分が何かの役に立つってことがわかるわけです。

さらに僕らの事業所から見た地域包括ケアのありがたいところは、その自立支援を地域に出していくことができるということ。先ほどの話です。ご近所の神社や公園をお年寄りが掃いてくれると、地域の方から「いつもありがとう」とお礼を言ってもらえるわけです。

ホームの庭に花を植えていたらレクリエーションですが、公園で花を植えていたらボランティアですよね。そうした社会活動を支援する、できるのが僕らの仕事であって、介護職は、１９６３年から50年以上経った現在はもう、地域のデザイナーとして働くことができるじゃないですか。

僕らは自立支援をめざす仕事なのになぜ、介護保険以前からの支配管理的なルーティンをくり返すのですか？

だから介護職員は辞めていきます。だって基本的に優しい人だから。

介護職員の質が悪いわけではなくて、優しい人材がちゃんと優しさを発揮できる現場ではないのではないかと思っています。

認知症プロアクティブアプローチケア——困らないために先手を打つ

今日の演題は「認知症プロアクティブアプローチケア」としました。「先手を打つ」ということで、そんなケアをしましょうということで名づけました。

おばあちゃんが割烹着をきて野菜を切っていますが、これは特別なレクではなくて、あおいけあの日常風景です（写真）。特徴として、１日のうち必ずやることは決まっていま

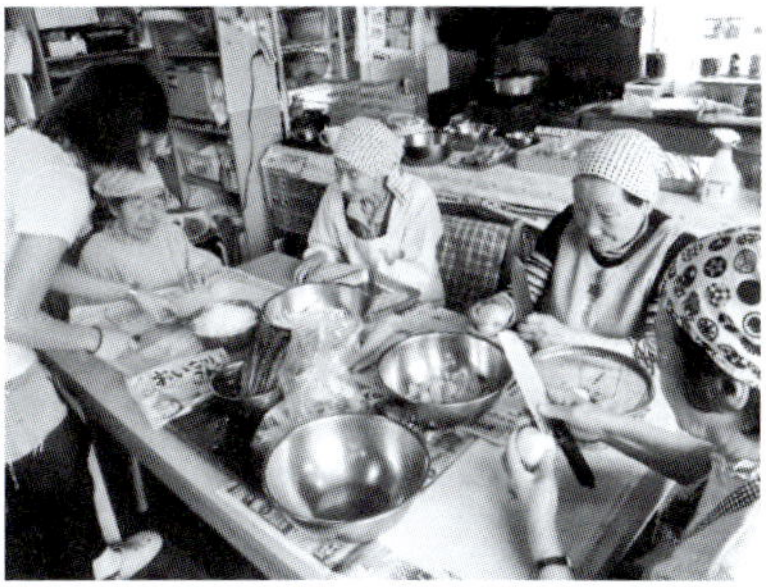

せん。お風呂の時間も決まっていません。お昼ごはんもだいたい12時ごろという感じです。ですので、今日やることというのは、その日に来ているおじいちゃんおばあちゃんとスタッフとでだいたい決まってくるというイメージです。

あおいけあでは「業務」には追われません。他施設の介護職の方から「業務が忙しくて利用者に話しかけることもできないんですよ」って聞くことが多いですが、うちでいう介護職の業務とは、車の運転と記録だけです。この2つはじいちゃんばあちゃんたちにやってもらうわけにはいかないので。でも、ごはんの準備、掃除、洗濯、いろんなことをお年寄りと一緒にやったら、それ自体が自立支援ですよね。僕らだけがやると「業務」ですけど。

たとえばレクと称して皆で折り紙をやって、何が自立支援ですかって言いたいです。元々折り紙が大好きな人なら自立支援になるかもしれない。でも一律に折り紙をさせて、それで介護保険使っていいですか？　って話です。

あおいけあではこの3年以上、介護職の離職者がゼロです。家族へのアンケートでは、100%が「全員いきいき働いている」と答えてくれています。そして忙しそうに見えない。給与水準は普通です。ボーナスがないので他よりも安いと思います。介護報酬が上がって給料が1、2万増えることで、介護職員になる人がどっと増える思いますか？　僕は思えないです。銭金だけが問題じゃないのではないでしょうか。人のために役立ちたい介護職は必ずいる。足りないのは、「誇りをもってお年寄りのために働ける職場」だと思います。

介護系の専門学校の子たちに進学の動機を聞くと、「じいちゃんばあちゃんが好きだから」「人の役に立ちたいから」。この2つの答えしか返ってこないです。

そんな若者たちが卒業して、9割が一般企業に進んでしまいます。これが問題なんです。実習先でいまの介護現場を見て、20~30年誇りをもって続けられる仕事なのか。どう思うでしょうか。僕が学生だったら、あきらめると思います。それを変えていくのが、大人である僕らの仕事ではないでしょうか。

現状を改善して、「あのときの介護はこうだったな…」って笑ってふり返ることができる状況に早くしたいと思っています。ぜひ皆でがんばりたいです。

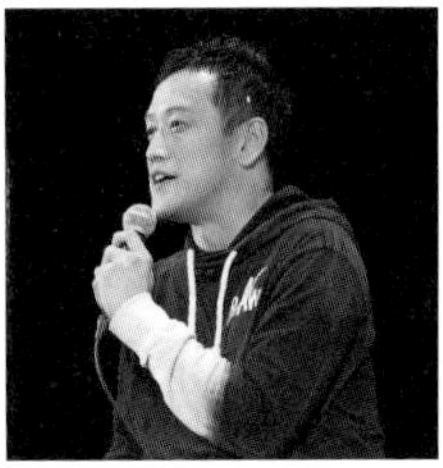

かとうただすけ　1974年生まれ。東北福祉大学社会福祉学部社会教育学科卒業。横浜市の特別養護老人ホームに勤務後、2001年株式会社あおいけあ設立、グループホーム「結」・デイサービス「いどばた」営業開始。2007年小規模多機能型居宅介護「おたがいさん」設立。2012年「かながわ福祉サービス大賞~福祉の未来を拓く先進事例発表会~」大賞受賞。2013年よりデイサービスを小規模サテライト事業に切替えて営業中。あおいけあ　http://www.aoicare.com/

Key message Ⅰ-3

友だちのような親しさ感がありながら節度がある。

日本でもそういうようなケアが認知症の方々にもされるようになったら、私は認知症の重度化は防げるのではないかと思っています。

I-3

なぜスウェーデンでは認知症が重症化しないのか

藤原 瑠美
医療福祉ジャーナリスト・在宅介護当事者

2016年3月24日 at 一般財団法人国鉄労働会館

「オムソーリ」以前の医療・ケア事情

現代のスウェーデンではアンダーナース（undersköterska 基礎的な医学知識を学んだ介護福祉専門職）による「オムソーリのケア」が行なわれています。これは人間の尊厳を中心に据えたケアです。内容については後述しますが、本当に真面目に現場で行なわれていて、認知症の重症化を防いでいるような思いがしてなりませんでした。

日本ではスウェーデンはすごくオシャレな国だと思われていますが、20世紀初頭まで欧州の最貧国だったんですね。そのためアメリカ（ミネソタ州）に大量に移民しています。当時の人口４００万人程のうち、19世紀中ごろから20世紀初頭まで若者を中心に１２０万人が移民しています。そのため、1890年ころから高齢化が始まり、実に82年という歳月をかけて、1972年に高齢社会*に到達しています。日本はこの過程が24年という短さで進行したので、いまここにいらっしゃる医療・介護関係のみなさまが、現場でとてもたいへんな思いをされているのだと思います。

私が取材先として赴いたエスロブ市は人口3万1千人程度。2005~2012年で8回訪問して通算260日間滞在して定点観測しています。そのなかで市が経営する介護現場は900人規模の雇用を生んでいます。社会保障（資源）の配分先として、1人当たり一番多いのが障害をもつ人たち。次いで子どもたちで、分配率が一番低いのがお年寄りなんです。お年寄りがとても元気なんです。

隣のルンド市には、かつてサンクト・ラース精神病院がありました。1600人規模の入院患者が収容できて、当時は認知症の方が精神病院以外に行くところがなかったため、こちらに入っていました。本当にひどい環境だったそうです。介護スタッフの判断で拘束もできて、広い廊下に間仕切りだけで25床のベッドが並べられ、夜1人が不隠になるとそこら中で皆が不隠になってしまいました。トイレにドアもなくて穴が一個空いていただけだったそうです。かつてそこで働いていた男性は、「僕たちは認知症の人たちを管理していた…いや違う、倉庫に保管していたんだ」と言っていました。

*65歳以上の高齢者人口の比率（高齢化率）が総人口の14～21％を占める状態。7～14％が「高齢化社会」、14％以上を「高齢社会」、21％以上を「超高齢社会」と定義される

60年代のスウェーデンは、「高齢者といえども徹底的に治療する」という病院法の時代でした。一番好景気で財政に余裕があったころですね。次の70年代は、医療や治療に対する価値観が変わった時代です。1967年には「近代ホスピス運動の産みの親」といわれるシシリー・ソンダースがロンドンの聖クリストファーホスピスを設立して、それを発端にヨーロッパ中でホスピスムーブメントのうねりが出てきました。「治療しない医療」の意識が高まっていったんですね。スウェーデンでは70年代に障害者施設の解体も始まっています。

1977年、ストックホルムにはじめてのグループホームが誕生、そこからムーブメントが起きて、1985年には15のグループホームができました。認知症の人たちが皆で共同生活をしたら症状が改善されたという報告書が書かれています。さらに70年代終わりころから80年代はじめにかけて、精神病院がどんどん小さくなって、認知症の人たちが地域に戻っていっています。また急性期の病院にいた虚弱なお年寄りたちも、地域に帰っていきました。しかし、そこには療養型の施設しかありませんでした。しかも多床室、生活空間はベッドとサイドテーブルだけ。そこで働いていた人たちは、「私たちの仕事はベッドにいるお年寄りに、スプーンでスープを口に運ぶことだった」と言っていました。廃用症候群（寝たきり）の方もたくさん出ました。

その反省から、1979年にスウェーデン医療計画合理化研究所から「ロカーラ・シュクヘムの指針」*という療養型病床の運営指針が出版されています。これで、多くの寝た

*ロカーラ・シュクヘムの指針

❶通常化（normalisering）
高齢者を特殊な環境に置くことを避け、できうる限り通常の環境と条件の下で日常生活が送れるようにめざすこと

❷人格の尊重（personlig integritet）
高齢者の人格人権を尊重すべきこと

❸自己決定（självbestämmande）
すべての医療看護行為は、基本的に患者本人の自己決定に基づくこと

❹影響と参加（inflyttande och delaktighet）
ケアの内容や供され方に関し、本人の意向を敏感に採り入れるべきこと

きりの方を生み出していた療養型施設のあり方にストップがかかったのです。この指針を土台にして、1982年にスウェーデンを画期的に変えた法律「社会サービス法」ができました。現場がどんどん変わっていきました。この法律に、はじめてオムソーリという言葉が登場しています。

オムソーリのケアが支えているもの

オムソーリ（Omsorg）は、スウェーデンに古くからある言葉です。（誰かの死を）「悼む」言葉に類似していて、「援助する・面倒をみる」という意味があります。英語の「ケア」に当たる言葉ですが、ケアは人間以外にも使いますが、オムソーリは人間だけに使われている言葉です。

さらにオムソーリは多様なニュアンスを含む言葉で、「同情する・気づく・心を同じくする・入念に・几帳面」という意味があります。

土地が痩せて貧しく、北方にあるスウェーデンでは、皆で助け合う文化が育まれてきました。世界でいち早く70年代に突入した高齢社会に向けて、スウェーデンの社会保障審議会は昔の素晴らしい言葉「オムソーリ」をケアの概念として採用したのです。

ストックホルム大学のマルタ・セベヘリ教授は、次のように整理しています。

❺人格の総合的把握（helhetssyn）
患者とその疾病に直接関わる部分だけで規定してしまわず、高齢者（患者）の有するさまざまな属性を切り離してしまわず、総合的に把握すべきこと
❻活性化（aktivering）
高齢者（患者）を安静の状態に放置せず、残存能力を刺激・訓練することを通してできうる限り活性化するよう努めるべきこと。そのためには、各自の生活空間の中で日常生活行為の各モメントをとらえた生活リハビリテーションが、高齢者の動機づけのうえでも有効である
［スウェーデン医療計画合理化研究所（Spri），1979年］

❶オムソーリは感情をもつ人間により営まれる入念な、心遣いのある、実際のはたらき方である。
❷人と人との関係性が問われる概念である。
❸質のよし悪しが問われる概念である。

1982年に社会サービス法が施行されたとき、それまで「ソーシャルヴォード（vård）」と言われていた領域が「ソーシャルオムソーリ」にとって替わりました。ヴォード（vård）は看護・保健に使われる言葉で、「病気の回復を目指す」という意味が含まれます。一方、介護というニュアンスのあるオムソーリには、「病気の現状維持か、悪化する」という意味があります。セベへリ教授は、介護の領域のオムソーリは感情が伴うが、看護の領域のヴォードは感情を問わないと言っています。介護を意味するオムソーリが社会化され、看護と棲み分けた独自の領域が始動したのです。

10年後の1992年に施行されたエーデル改革（医療福祉改革）で、オムソーリの担い手「アンダーナース」が誕生します。私は、アンダーナースのコリンさんの訪問看護に同行取材しました。彼女の言葉を紹介します。

「その家に入った瞬間に、何をやるかの優先順位を考えるんです。アンダーナースの仕事というのは臨機応変に働くことだから、看護師の仕事よりずっと面白いです。そして

1人ひとり利用者さんに気遣うことが違うから、どの人も毎日やることが違うの」
「私は、どんな些細なことからでも毎日、利用者さんとの会話を膨らませることができるんです。口を動かしながら手を動かすこともできるのよ」
「会話は一方通行ではダメ。お互いが話すことが大切」
「私が一番心掛けていることは、心を静かにたもつこと。作業じゃないの」

オムソーリのケアは自立の支援です。本人ができることは手伝わない。できないことだけを見極めて、ニーズを絞ったケアなんです。利用者さんができることを奪うのはとてもいけないことだといわれています。

もう1つはチームプレー。1人の優れたアンダーナースが活躍するのではなく、チームでみていく。そして、パーソンセンタード、これは認知症ケアのガイドラインにも記載されていましたが、人間中心主義という概要で人間を中心に考えています。

そして、もう1つはプロフェッショナル。非マニュアル的に機転を働かせ、臨機応変・入念・丁寧にケアをする。それくらい手間をかけても、介護する本人が楽しいからやり続けることができる。心静かに、気ぜわしくなく（作業でないことが重要です）。そして豊富な言葉で会話を交わし、その声の力や発声にも気を配る――。友だちのような親しさ感がありながら節度がある。日本でもそういうようなケアが認知症の方々にもされるようになったら、重度化は防げるのではないかと思っています。

認知症は根治はできないかもしれませんが、ケアで生活をつなげることができる。

日本では介護のプロフェッショナルをどう育成していくかが課題となってきます。団塊世代に大量のケアが必要となっていく時代に、若者の資源が食いつぶされないようにしないといけません。スウェーデンでめざしているのは、一番よいはたらき方というのは、仕事と自分の人生が一致していることだと言ってました。労を惜しまずがんばることができる。柔軟に自分を合わせていける。そういう介護の仕方だと、私は介護職員自身の人生の充実につながると思っています。それがオムソーリにつながるんだと思います。

日本では、認知症を悪化させないケアメソッドの独自開発と、介護スタッフの社会的地位向上が必要だと思います。オムソーリの概念はすべての人たちにとって必要な概念であり、歴史的な考察から見ても、わが国にとって今日的な課題ではないかなと思います。

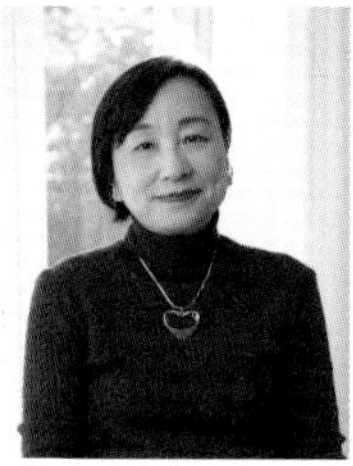

ふじわらるみ　１９４７年生まれ。清泉女子大学英文別科卒業後、１９６８年より銀座和光勤務。管理職としてフルタイムで働きながら、認知症の母の在宅介護を11年間続ける。母の死の6日前に結婚。２０００年に退職後、市民のための福祉勉強会「ホスピタリティ☆プラネット」主宰。同時にスウェーデンの高齢者ケアを定点観測（２００５〜２０１２年）。『ニルスの国の認知症ケア　医療から暮らしに転換したスウェーデン』（ドメス出版、２０１３年）で医学ジャーナリスト協会賞優秀賞受賞。２０１５年に68歳で国際医療福祉大学大学院にて、医療福祉ジャーナリズム学博士号修得。現在は夫の在宅介護に専念しながら、地域活動「ニルスヘンメット」共同代表を務め、執筆・講演活動を行なっている。

他に著書『ニルスの国の高齢者ケア　エーデル改革から15年目のスウェーデン』（ドメス出版、２００９年）・『残り火のいのち　在宅介護11年の記録』（集英社、２００２年）・『ボケママからの贈りもの　働きながらの在宅介護五年半の記録』（ＰＨＰ研究所１９９５年。２００２年文庫化）。

ブログ　http://www.hospitality-p.jp/sweden/

Key message Ⅰ-4

認知症を「予防する」だけじゃなくて、
「備える」ことが大事だろうと思います。
そうなったときにどうするか、どういう
ふうに過ごすかということを考えておくこと。

認知症に備えるというのは、
認知症があっても、自分らしく
生きるために準備しておくことです。

I-4

〝理由を探る〟認知症ケア
関わりが180度変わる

裵《ペ》鎬《ホ》洙《ス》 アプロクリエイト代表

２０１６年４月２日 at ＴＥＰＩＡ 先端技術館 ＴＥＰＩＡホール

認知症は予防するだけではいけない

いまから15年から20年ほど前、私が介護の相談職を始めたころは、たとえば「がん」という病名を聞くと、すぐに「死」ということを連想していた自分がいました。ところが最近は、がんになったら死ぬっていうわけじゃなくて、どういうステージで、どういう治療を受けて、そしてどういう生活をしていくか。がんを患った方のその後の生き方とか予後の情報とか、そういうことがわかってきたのもあって、ずいぶん受け取る側の感覚が変わったことに、ふと気づいたんですね。生活の面でも、その方の家計的にはどうで、本人や家族はどうとらえて、どう向き合っているのか、といったところを冷静にアセスメントしたうえで最適なケアを考えようという流れになってきたと思います。

ところがいままさに、認知症に関しては「なったら終わりだ」っていう意識が、ぼんやり社会全体にまだまだあるような気がするんです。


私は、認知症に関しては「予防するだけではいけない」と言っています。

そもそも「予防」というのは、それにならないために取り組むものです。インフルエンザ予防であってもがん予防であっても生活習慣病予防であっても、それを避けるために行なうものです。ところが、認知症予防に取り組むと「認知症は避けるべきものだ」という価値観が私たちの無意識に刷り込まれます。そうなると、予防運動・活動をやればやるほど、「なりたくない」とか、「なったら終わり」だというネガティブな価値観が強まってきます。そして自分や家族がいざ認知症と診断されたとき、「終わった」とショックを受けることになります。

私は、認知症を「予防する」だけではなくて、「備える」ことが大事だろうと思います。備えるっていうのは、いずれ必ず来る事態に対して、そうなったときにどうするか、どういうふうに過ごすかということを考えておくことです。認知症があっても、自分らしく生きるために準備しておくことです。わかりやすいところで言いますと、たとえばお気に入りの習慣とか好みとかこだわりとか、忘れられない思い出とか、そういう情報を家族や知人に知っておいてもらうことが大事じゃないかと思います。

本人にとっての不安って何だろう

私は元々訪問入浴の仕事をしてました。お風呂の習慣をアセスメントするなかで、昔の人って、肌着とかをお風呂に入って洗うっていう人いるじゃないですか、パンツとか肌着とか、そのままお風呂で洗います。これは最初、「洗濯の習慣」だと思って聞いていました。でもその人は、お風呂に入って洗うから、お風呂に肌着を着たまま入る。で、そこで脱いで洗うんだと言われて、ああ、これは「お風呂の習慣」なんだと。

そんな習慣の人が脱衣所で肌着を脱がされるってなったら、まず抵抗されるはずなんですよ。リハビリテーションパンツ（リハパン）を脱いでもたぶん、またそれを持ち込もうとするでしょう。それを知ってるかどうかで、「異常な行動」ととるか、元々のこの人の習慣ととるかが変わります。それによって、ケアが全然違う方向に向かってしまいます。自分の習慣って、自分じゃわからないですけど、友だちや知り合いと話すなかで、共有できることも出てくるのかなと思います。

「認知症になっても安心して暮らせる街づくり」って、ここ数年よく耳にする言葉です。でもその取り組みの中身を見ると、だいたい徘徊の見守りとか、訓練とか、声かけとか、そういうことが出てくるんですね。それは、どっちかっていうと住民や介護者側にとっての不安を解消しようとしてるんじゃないかなあと。この「安心して暮らせる街」の主語として、そもそも当事者が入っていないというか。

『理由を探る認知症ケア』という本を書き始めたきっかけは、「介護の現場がすごくたいへんで、いろいろ困ることがある。どうしたらいいですか?」という質問が多く挙がってくるけれども、本来、支援って本人が困っていることを救わなあかんよね。「お風呂に入ってくれないので困ってるんです」って家族が言われるけれど、それって本人も同じように困ってるんじゃないの…?

介護者が困っていることを助けることはもちろんですが、まずは本人が何につまずいているか。それをサポートすることが本来の認知症ケアなんじゃないかなと思います。

本人が混乱したり、驚いたり、困ったりしていることに気づいて、それを支えるっていうのが、私たちの仕事なんじゃないか、そのためには、その人に関心をもち続けることが大切なのではないかと思います。

そんなことを考えるためにケアフレームというとらえ方を編み出しました。

本人が快適な状態・不快な状態×まわりが快適な状態・不快な状態の組み合わせで4つに分けて、それぞれを考えてゆくものです(図)。

❷、❸、❹番のことは多くの人の視野に元々あったんですが、❶番が欠落していました。

図 ケアフレームで整理してみる

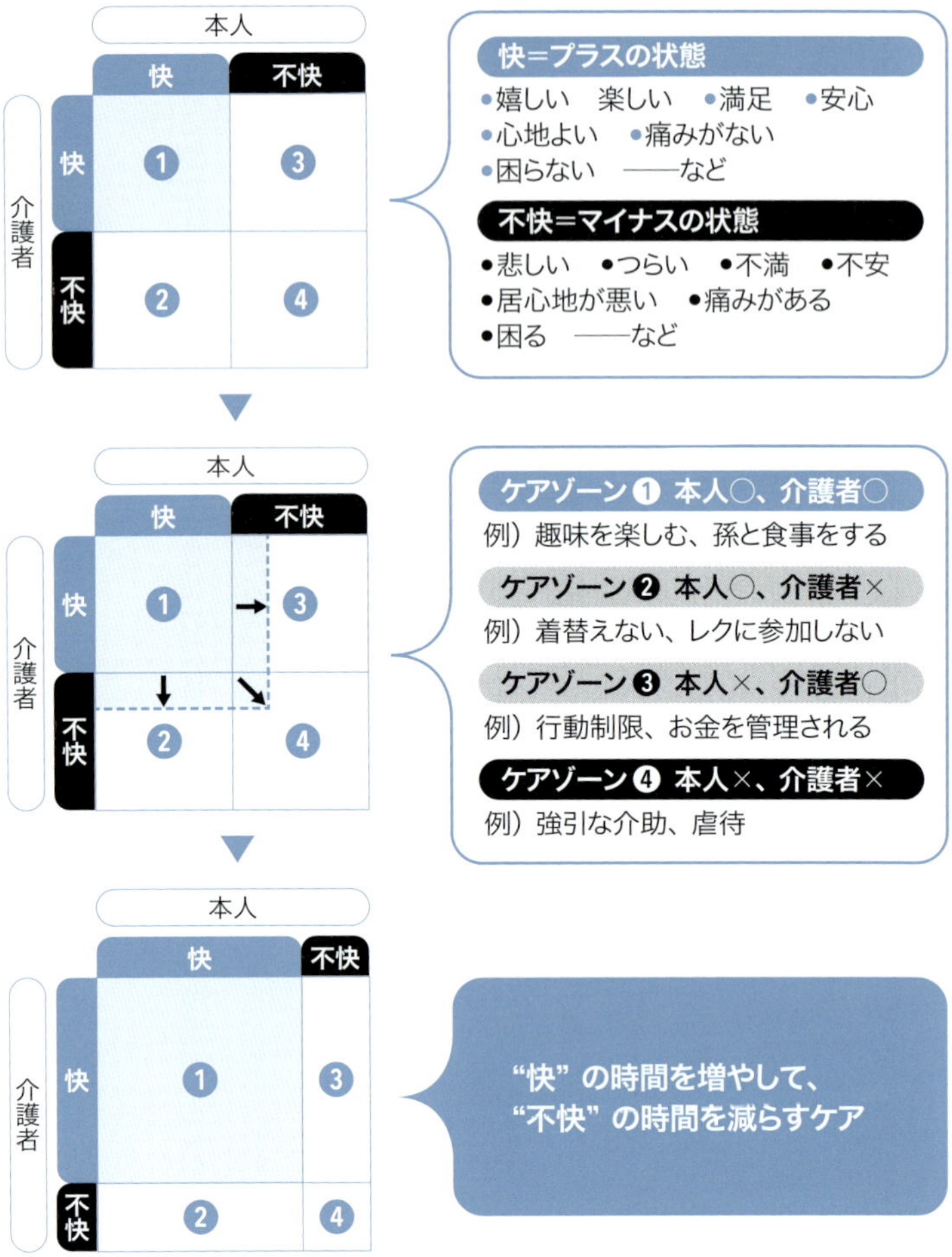
本人
快
不快
介護者
快
不快
1
2
3
4
快＝プラスの状態
●嬉しい　楽しい　●満足　●安心
●心地よい　●痛みがない
●困らない　――など
不快＝マイナスの状態
●悲しい　●つらい　●不満　●不安
●居心地が悪い　●痛みがある
●困る　――など
本人
快
不快
介護者
快
不快
1
2
3
4
ケアゾーン❶ 本人○、介護者○
例）趣味を楽しむ、孫と食事をする
ケアゾーン❷ 本人○、介護者×
例）着替えない、レクに参加しない
ケアゾーン❸ 本人×、介護者○
例）行動制限、お金を管理される
ケアゾーン❹ 本人×、介護者×
例）強引な介助、虐待
本人
快
不快
介護者
快
不快
1
2
3
4
“快” の時間を増やして、
“不快” の時間を減らすケア

介護って、私たちはどこかで、相手の人の困っていることや欠けていることを「補うこと」に、ずっと照準を合わせてきたのではないかと思うのです。けれど、あおいけあの加藤さん（I－2 13頁）の実践を視察させていただいたときに、本来その人のもっている力を活かすこと、本人が伸び伸びといきいきと過ごせるようにすることが本来のケアじゃないのっていう現場を見せていただきました。そのときに、この図式が浮かんだんですね。

介護施設の職員からは、❷番・❹番の相談ごとが山ほど挙がってくるんですよ。でも現場に行ってみると、やることなくて、なんだか手持ち無沙汰にしている人がいたり、元々趣味のある人に趣味を楽しむ時間を提供できなかったりとか、そういう歯がゆい状況を目の当たりにしたときに、❶番の領域をどう作るかっていう悩みを、私たち援助者側がもってもいいんじゃないかと。

現実問題としては、施設入居者の方をお風呂に入れること、薬を飲んでもらうことなど、ケアの優先順位があるでしょうし、介助のうえでたいへんなこともあるかもしれないですけど、1つでいいので「❶番の領域」の悩みもあっていいんじゃないのと。

どうやったらこの、あまり表情がない人を笑顔にできるんだろう？ どうやったらこの発語がない人をいい表情にできるんだろう？ そういう悩みのほうが、私は、悩み甲斐があると思うんですね。

もちろん、❷番、❸番、❹番のところも悩み甲斐はあるんですけど「❶番の領域」ってクリエイティブで答えがなくて、そして、その人がどんな習慣や、どんな経験や、どんな知識をもっていて、何に喜びを感じる人かっていうことを知らないと、実は「❶番の領域」は作れないんですね。

私がめざしたいと思うケアの方向っていうのは、この❶番のゾーン広げること、快の時間を増やして、不快の時間を減らすこと。

これが、これからの時代に必要になるんじゃないかなあと思います。

それを実現するために大切なのが、その人に関心をもち続けること。

でも、それをやろうと思ったら、まず自身が周囲のケアスタッフとか医療チームのメンバーに関心をもち続けることが必要だと思っています。まわりの人に関心をもつことがなければ、まわりの人は関心を寄せられるという体験ができません。

でも、関心をもたれていることを実感できれば自然と、自分もまわりの人に関心を寄せるっていうことが、培っていけるようになると思うんです。まずはリーダーが、スタッフからいまどんな状況なのかをちゃんと受け取る。ちゃんと関心を寄せ続けることができれば、関心を寄せるっていうキーワードは連鎖していく。そしてそれがちゃんと利用者さんのところに届く、そして家族のところにも届くんじゃないかなと、私は思います。

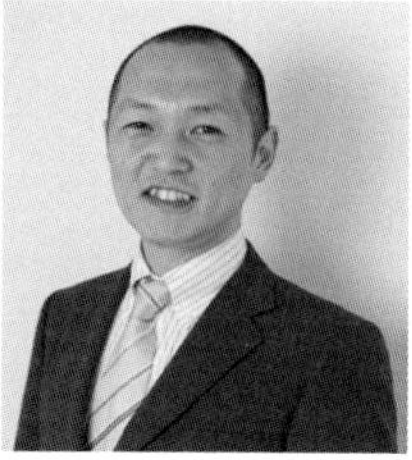

ペホス　１９７３年生まれ。大学卒業後、訪問入浴サービス、居宅介護支援事業所、地域包括支援センター、訪問看護、訪問リハ、通所リハ、訪問介護、介護老人保健施設等に従事。コミュニケーショントレーニングネットワークにて、コーチングやコミュニケーションの各種トレーニングに参加。その学びと約20年の現場経験を活かした研修・指導に携わり、その参加者はのべ1万人を超える。エグゼクティブコーチ・パラダイムシフトコミュニケーション®トレーナー・「理由を探る認知症ケア」マスタートレーナー・介護福祉士・介護支援専門員・主任介護支援専門員。

著書『理由を探る認知症ケア　関わり方が１８０度変わる本』（メディカル・パブリケーションズ、２０１４年）

アプロクリエイト　https://www.en-coach.com/

Key message I-5

〝認知症の人ってもっと壊れている
ような感じだと思っていた〟

それはケアと治療が間違っていたから。

環境や人間関係、治療がよければ、
誰でもいきいきと生きられるし
最期までその人の人生を全うできると
信じています。

I-5 内側からみたレビー小体型認知症

樋口 直美
レビー小体病当事者
2016年1月23日 at 三井記念病院

生きる希望を奪うもの

認知症の場合、脳って、医学的には壊れる一方といままではいわれてきました。

でも、脳って、そんな単純なものじゃないんですよね。どこかの部位が壊れたら、別のどこかが発達したりするんです。壊れる一方じゃないことが脳科学の進歩でわかってきました。私もこんな人生になるとは夢にも思っていませんでしたが、これも病気のおかげだなと思って感謝しています。やってみるとできることってあるんです。

でも、認知症って診断されたとたんに、みんな奪われちゃうじゃないですか。それってほんとにつらいことです。生きる希望がなかなか与えられないと思って、そこが問題だなと思います。では、どうしたら希望が与えられるのか。

自分が大切にされているという実感は、生きる希望につながります。

自閉症で本当に良かったと思える人生を歩むことが、これからの僕の目標です。

話せない人は、必死に言葉を探しているのです。

まるで本人が、そこにいないかのように好き勝手なことを言います。

僕は、小さな子が褒められるようなことで褒められるたび、自分には永遠に未来は訪れないような気分になりました。

教えてほしかったのは、障害のある僕がこの社会で生きる意味と、どうやれば自立できるかということです。


東田直樹『自閉症の僕の七転び八起き』（KADOKAWA、2015年より抜粋）

簡単じゃないですか、大切にすればいいんです。

それだけで自分が生きてていいんだなって、忘れてもいいんだなって思えるじゃないですか。

また、レビー小体型認知症は、パーキンソン症状*がでると動作も頭の回転もみんなゆっくりになります。そうすると何か質問をされたときに、答えるまでに何分もかかってしまうことがあります。何が飲みたいか聞かれて5分ぐらいかかることもあります。その返事を、施設とかデイサービスへ行くと誰も待ってくれないじゃないですか。10秒待っても何も答えなかったら、この人何も答えられない人なのね、とどこかへ行ってしまう。


*歩行障害などの症状。レビー小体型認知症では77％の確率でみられる（小田陽彦：血管性認知症，レビー小体型認知症，前頭側頭葉変性症．臨牀と研究，95：238-44，2018）

でも、パッと話せないだけで、思考力や記憶力はしっかりしている方がたくさんいらっしゃるんです。きちんと思考力があるのに言葉が出ない。人から話しかけられても返事ができない。それだけでこの人何にもわからない人なんだ、と思われてしまって呆れた顔で黙って去られてしまうことが、日常生活のなかでくり返しある――それってどんなにつらいことだろうって…。

私はいろんな方から、「あなたは認知症に見えない」とあまりにも言われたものですから、認知症って何なんだと思って定義を調べました。そうしたら、認知症って、病名ではなく「状態」でした。生活に支障をきたすようになった状態のこと[*1]。

たとえば、「歩行障害」がありますと誰かから聞いたときに、どの程度の障害なのかなって考えるじゃないですか。杖を使えば歩ける程度だろうかとか。そして、その原因を想像しますね。ケガだろうか、病気だろうか。でも、そこで「歩行障害のある人」を全部ひっくるめて「歩行症」と括ってしまうと、どんな段階だろうかとか、どんな障害があるか、どうサポートできるかって、「歩行症」という言葉でもう思考停止して、全然考えなくなると思うんです。これが「認知症」に、まさに起こっていることです。

認知症は、「認知機能障害」で1人ひとり全然違う、それぞれに何か低下している機能（それぞれに違う障害）がある。でもそんな個別性をみんな無視して、〝認知症＝何もわからない人〟ってことで、初期だろうが末期だろうが、レビーもピック病[*2]も全部まとめ

*1「いったん正常に発達した知的機能が持続的に低下し、複数の認知障害があるために、日常生活や社会生活に支障をきたすようになった状態」（上野秀樹：認知症 医療の限界，ケアの可能性．p.9，メディカ出版，2016）

*2 レビー小体型認知症や前頭側頭葉変性症（ピック病を含む）などの病気では記憶障害は目立たず、アルツハイマー型認知症とは症状が大きく異なる

て「認知症の人」って括ってしまうのは、私は乱暴ではないかと思います。

「レビー小体型認知症」は認知症と異なる

私は、レビー小体型認知症って少なくとも初期は「認知症」とは少し違うのではないかと思っています。認知症の定義というのは、元々アルツハイマー病を基にしてつくっているそうですので、アルツハイマー病には当てはまると思うのですが、レビーを当てはめようとすると、すごく居心地が悪いわけです。

たとえば、私には記憶障害はないです[*3]。思考力の低下もありません。でも、治療前には認知症のような状態でした。なぜそうなっていたかと考えたときに、どの医師も説明してくださらなかったんですが、「意識障害」を頻繁に起こしていたからではないかと思います。意識障害というのはみなさんご存じだと思いますが、治るものです。ですから一時期は日常生活に困る状態でしたが、治療がうまくいって意識障害をあまり起こさなくなりました。それで回復したと自分では理解しています。

でも、いろんな医師から誤診だといまでもときどき言われますし[*4]、「レビー小体型認知症」という概念[*5]、定義、診断基準に問題があるのではないか、もっと根本的に考え直したほうがいいのではないかと思っています。

*3 2016年1月時点。レビー小体型認知症では、初期にはアルツハイマー型のような記憶障害が出ず、注意障害によるミスが目立つことが多い

*4 2016年1月時点。2018年現在では言われない

*5 レビー小体型認知症に詳しい医師は、より広い概念をもつ「レビー小体病」と呼ぶようになってきている

レビー小体型認知症の困った状態は、一時的なせん妄[*1]の状態だと思います。叫んだり暴れたりする方もいれば、静かになってしまう方もいらっしゃる。それで、介護がしづらい認知症だと公然と言われていました。ネット上にも「レビー小体型認知症最悪、介護がたいへん」とかたくさん書かれていました。その「たいへん」さは認知症だからではなくせん妄を起こしたからでしょう。せん妄の原因の1つは身体の状態です。脳も身体の機能もとてももろくなっています。ちょっとした脱水、便秘、風邪を引いただけでもせん妄になってしまいます。ですから、身体のケアはとても重要です。

NHKが全国の認知症専門医を対象にしたアンケート調査では、2014年の1年間に認知症と誤診されていた患者数は3583人、認知症ではないのに認知症と診断されていた患者を診たことがある認知症専門医は回答者の8割もいたそうです。

ある番組[*2]の中では、いろんな薬の副作用でせん妄になっていた人を、医師が認知症と誤診した例を2つ紹介していました。私の例もそのあとに紹介されました。医師におまかせではダメです。患者も家族もきちんと勉強しましょう。この病気にはどんな症状があって、どんな薬があって、副作用にはどんなものがあるのか。そして、観察しましょう。副作用なのか、病気の症状なのか考えましょう。

そういうことを一切知らないで、「先生におまかせします」では、よい治療にはならないと私は思います。知識は絶対に必要です。

[*1] せん妄とは、一時的で急性な意識レベルの低下によって、興奮や幻覚など周囲には理解しにくい言動が起こる状態
[*2] 2015年11月4日放送のNHK「あさイチ」

「人と楽しく笑い合うこと」が特効薬

私はなんとか自分でよくなりたいと思って、ありとあらゆることを試しました。

そうするとそれぞれに効果はありました。病気が治ることはありませんが、つらい症状をかなりやわらげて楽になりました。

なかでも一番の特効薬だと思ったのは、「人と楽しく笑い合うこと」です。それで病状がよくなります。「人と」というのがポイントです。1年程前までは、ただ「笑うこと」と言っていました。そうしたら、ある方が、「じゃあ落語のCDを流しておけばいいんですね」と言ったんです。そうじゃないんです。「人と」笑う。人とコミュニケーションして、一緒に楽しく笑うってことが一番効くと思います。

人と笑い合うためには、その人との間に安心感がないといけません。失敗したって怒鳴られたりしないし、受け入れてくれるし、好意をもっていてくれるし、暖かくみてくれるという、そういった安心感が大事だと思います。

それから「自信」。私たちはいろいろと失敗するので、ものすごく自信を失うんです。自信って大事で、たとえ認知症が進んだとしても、人間って人の役に立ちたいっていう気持ちを、本能としてもっています。人から必要とされたい、自分がこの世に存在していることに何か意味がある、自分が存在していることを喜んでくれる人がいるって、そう思えることはすごく大事です。自分は役立たずだ、誰からも必要とされていないって思いながら笑うことはできません。一般的な認知症ケアでは重視されてないポイントだと思いますが、私は「自信」をもつことがとても大事だと思っています。

では、何が一番私の症状を悪化させたかというと「ストレス」。不安など悪いストレスがかかると、毒を飲んだように病状はどっと悪くなります。脳が過敏になっているのだと思います。たとえば、人からすごく傷つくようなことを言われた瞬間に、本当に毒を飲んだように具合が悪くなってうずくまってしまいました。いまは平気ですが、自分の病気で悩んでいたころにTwitter（ツイッター）を見ていたら、「レビー小体型認知症きもい」って書いてあったんです。それを見て、いまでは笑い飛ばせますが、その時は、その瞬間に動けなくなってしまいました。眠いわけではなく、床の上で石みたいになってしばらく固まっていました。

この病気はすごく不安があるんです。平気な人は1人もいないです。

よくアルツハイマー型認知症は病識がないなんていわれますが、みなさん「なんか変だ」と自覚していると思います。家族の対応も「なんか変だ」って思いますし、自分が疎まれているとかアウェーな空気というのを敏感に感じていると思います。だからすごく不安になるし、怖いって感じていると思います。

症状だけを見て、叫んでいるから抗精神病薬、と判断するのではなく、まず「どうして叫んでいるのだろう？」と考えてほしいのです。その人が叫んだり、暴れたりするのは、その人にとって大切な何かが奪われているからだと思います。

その人の生活をみる。何が好きで、どういう生活をしているのか、どんな人生を送ってきたのか、どんな価値観や役割をもって生きてきたのか。その人がその人であるために必要なものは何だろうかとみていってほしい。抗精神病薬投与や薬の増量の前に、不安を減らし、安心と自信を取り戻す方法を介護者と一緒に考えてほしい。

医療も介護も人を幸せにするためにあるものであって、不幸にするためのものではないですよね。だから、その受診が、検査が、診断が、治療が、その人に希望を与えたのか、絶望を与えたのか、考えていただきたいのです。

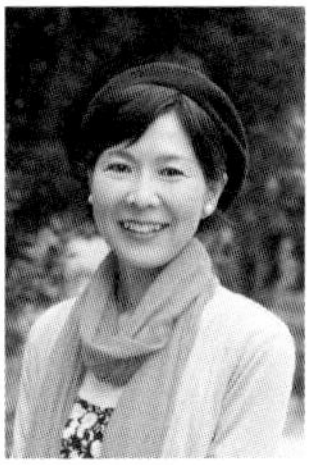

ひぐちなおみ　１９６２年生まれ。50歳でレビー小体型認知症と診断された。注意障害、時間感覚の障害などさまざまな脳機能障害のほか、幻視、嗅覚障害、自律神経障害などがある。２０１５年に著書『私の脳で起こったこと　レビー小体型認知症からの復活』（ブックマン社、２０１５年）で日本医学ジャーナリスト協会賞優秀賞受賞。自身のサイトで講演動画や原稿などを集積・公開している。
樋口直美の公式サイト
https://peraichi.com/landing_pages/view/naomi

Key message I-6

いままでのようにはいかないと受け入れる
勇気が必要だと私は感じています。
実際、いままでのようにはいかない。

できなくなったことを受け入れ、
よい意味であきらめることで、
できることを楽しんで生活できるようになった。

全国にいる私の仲間たちは、
とても輝いています

I-6

当事者の目線で考える認知症
早期発見・早期絶望という現実と

丹野 智文 おれんじドア実行委員会代表

2017年10月19日 at 一般財団法人国鉄労働会館

認知症とともに生きる道

私が選んだのは「認知症になったことを悔やむのではなく、認知症とともに生きる道」です。アルツハイマーになりましたが、家族と過ごす時間が増えたこと、家族の会の人たちと出会えたこと、沢山の人たちの優しさに触れ合えたこと、悪いことばかりではありません。また家族の会を通して「認知症＝終わり」ではないことに気づきました。

生活していて困るのは、私が認知症だと誰も気づかないことです。

初期の認知症の人は身体障害者と違って、見た目では普通の人と何も変わりありません。

ですので普通に話しかけられますし、物事も頼まれます。普通にやろうとしますが、できないこともあり、そうするとすべてが嫌になってしまいます。

そこで私は病気をオープンにしようと思いました。

病気だとわかってもらうことで、サポートしてもらえること、そして支えてくれる人がたくさんいることを知ったからです。しかし病気をオープンにしようと思うまでは葛藤がありました。まだまだアルツハイマーに偏見をもっている人が多いと思っていたからです。

オープンにすることで、家族に迷惑がかかるのではないか、子どもたちがいじめられたりするのではないか、などと考えていました。しかし、ある日、両親に相談したら「何も悪いことをしているのではないのだから、私たちのことは気にしないで自分の思うようにしなさい」と言われました。子どもたちも「パパはよいことをしているのだからいいんじゃない？」と言ってくれました。

病気をオープンにすることで、サポートを受けられるようになりました。

しかし、病気に対する偏見をおそれ、オープンにできない人がたくさんいるのも事実です。実際に偏見の言葉を言われたことがないのに、まわりの人から何を言われるのだろう、どのように思われているのだろうと考えてしまうのです。

偏見は、自分自身や家族の心の中にあると感じます。

診断されてから薬を飲み始めました。

薬には副作用があると聞いていましたが、私の場合、いままで薬を飲むことが少なかったせいか、副作用がとても強く出ました。アリセプト®を3mgから飲み始めたところ、お腹の調子が悪くなりました。10mgに増やしたときには頭がボーっとして、3日間ベッドから起き上がることができませんでした。脳のはたらきが活発になって記憶がよくなったのは実感できましたが、寝ていても脳が活発に動いているので、常に夢を見ていて、起きたときに夢か現実なのかわからなくなり、混乱する日々が続きました。

頭が疲れているので、布団に入るとすぐに眠りにはつきますが、ずっと夢を見ています。たまに不安からなのか、道に迷っている夢や、物忘れで失敗する夢を見ます。実際に自分で薬を飲んでみて、薬の量を増やす場合は細心の注意が必要だと感じました。

おまえが忘れても、俺たちが覚えているから

その後、中学・高校の仲間と会う機会がありました。

実際に行くまでは「皆の顔を覚えているかなぁ？　昔のこと忘れていないかなぁ？」など考えていました。仲間にアルツハイマーになったことをはじめて言いました。笑いながら「次に会うとき、皆のこと忘れていたらごめんね」と冗談まじりに話すと「大丈夫！

おまえが忘れても、俺たちが覚えているから」、そして「忘れないように定期的に会おう」とまで言ってくれました。皆との関係が切れてしまうのではないかという、これまでの不安がすべて吹き飛びました。私が皆のことを忘れても、皆が私のことを覚えていてくれる。それでいいじゃないかと思ったからです。

これから多くの人の顔を忘れてしまうかもしれません。でも皆が私のことを忘れないでいてくれる。だから忘れたっていいじゃない。それからそう思って生活できるようになりました。認知症になっても、環境によっては笑顔で楽しく過ごせることを知りました。認知症には薬も必要ですが、なにより環境が一番大切と感じています。

これは若い人でも、年配の方でも同じだと思います。人と人とのつながりが大切で、それが私を笑顔にしてくれたのだと思います。

発症して最初のころ、私は、自分のまわりの人たちは介護者で、自分は世話になる立場だと思っていました。その後、一緒に出掛けたりしているうちに、何かが違うと思うようになり、出会ってきた人たちすべてが「パートナー」だと思うようになりました。皆が、お互いにできないことをサポートし合い、できることを一緒にやっていく。誰もが「パートナー」になれると思います。

これまでは認知症だと1人で何もできない、だから「やってあげよう」という人が多かったと思います。実際、認知症と診断されると、すぐに介護保険につながります。だからすぐに介護が必要と連想され、何もできないと決めつけていたのではないでしょうか。
でも、本当に介護が必要になるのは、重度になってからだと思います。

できることを奪わないでください。

そして、時間はかかるかもしれませんが待ってあげてください。

1回できなくても、次はできるかもと信じてあげてください。

そしてできたとき、当事者は自信をもちます。

自信をもって行動することはとても大切です。

よかれと思いすべてをやってあげる、できないと決めつけてやってしまうと、本人は自信を失い、本当に何もできなくなってしまいます。

自立を考えるうえで重要なのは、自己決定をして自分の過ごしたい生活を送れるかどうか——。自分らしい生活ができているのかどうかがポイントです。

私たち当事者は守られるだけではなく、目的を達成するためにみなさんの力をかりて課題を乗り越えていくことが大切だと思います。もちろんリスクはありますが、守られることで機能の低下を招くのです。

当事者発信・交流を通して

2014年に日本認知症ワーキンググループ*が設立されました。参加したメンバーでは最年少で若年性の私は、これから子どもを育てていかなければなりません。これからも支援が必要だと伝えていきたいと考えています。

また、早期診断されてから介護保険が必要になるまでの「空白の期間」があることを知ってもらい、これから認知症になる人が幸せになれるような制度をつくってもらえるように発信していきたいと思っています。

そして、当事者が活動している姿を多くの人に知ってもらうことも大切だと感じています。30代・40代でも認知症になる可能性があること、そして認知症になったら終わりではない、何もできなくなるということは間違いだということを知ってもらいたい。

早期診断は本当に大切なことですが、早期絶望にならないためにも発信していかなければならないとも思っています。

2015年におれんじドアの活動が始まりました。

これは認知症当事者が、不安をもっている当事者の話を聞くというはじめての試みです。

*http://sugi-zaidan.jp/assist_decoration/pdf/2017/1-02.pdf

私は、私よりも先に不安を乗り越えた当事者と出会うことにより、私もこの人のようになれるかなぁと思うようになり、気持ちが前向きになり、同じ認知症の人を手助けしたいと考えるようになりました。自分が不安だったとき、まわりから「大丈夫だよ。がんばりなさい」と言われても自分の気持ちをおまえがわかるはずないだろう、認知症にもなったこともないのにと思い、実は反発していました。しかし当事者と話をすると共感することが多く、同じ悩みのなか、こんなに元気でいられることができることを知りました。

おれんじドアは最初の一歩を踏み出してもらうためのドアであり、現在あるような認知症カフェや、集いのような居場所ではありません。来てもらった人に認知症になっても笑顔で過ごせることを知ってもらい、居場所などへつなぐ役割をもっていると思ってやっています。

認知症になっても1人で悩まず、まずは信頼できる人を1人でもよいので見つけて、困っているから助けてと声を上げていくことが大切だと感じています。家族はもちろんですが、そうでない人も大切だと思います。家族に相談しにくいことでも、家族以外なら言えることも多くあるからです。認知症になっても、本人や家族は認知症になる前の姿を追い求めてしまい、できなくなることを受け入れることができません。そのせいでいままでと違った姿を見せたくないと思っている人も多くいます。

いままでのようにはいかないと受け入れる勇気が必要だと私は感じています。実際、いままでのようにはいかない。できなくなったことを受け入れ、よい意味であきらめることで、できることを楽しんで生活できるようになった。全国にいる私の仲間たちは、とても輝いています。

私も認知症ですが、同じ認知症の仲間を支えていきたいと考えています。

ぜひ、今日感じたことを他人ごとではなく、自分のこととしてもち帰ってほしいなと思います。

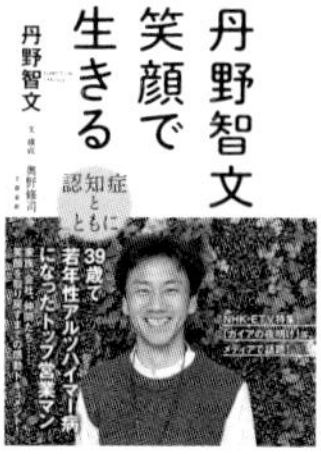

たんのともふみ　１９７４年生まれ。東北学院大学卒業、県内のトヨタ系列の自動車販売会社就職。39歳で若年性アルツハイマー型認知症と診断を受ける。営業部門から事務部門に異動し勤務継続。同年、認知症の人と家族の会宮城県支部の若年認知症のつどい『翼』参加。２０１４年日本認知症ワーキンググループ設立。２０１５年認知症当事者の相談窓口「おれんじドア」を仙台市内で開催（毎月）。著書『丹野智文　笑顔で生きる　認知症とともに』（文藝春秋、２０１７年）。

宮城の認知症をともに考える会

https://miyaginintishou.jimdo.com/

第II部 高齢者ケアの学び

Key message II-1

海外のポリファーマシーの定義、
これは5種類以上でだいたい一致しています。
日本だけなのです。
10種類以上がポリファーマシーだ、
みたいなゆるいことを言っているのは。

II-1

1 高齢者の薬物療法 ポリファーマシー

秋下 雅弘
東京大学大学院医学系研究科教授
2015年5月22日 at ラーニングスクエア新橋

フレイルは「虚弱」ではない

前期高齢者（65～74歳）というのは、まだまだ元気です。だから年金の支給開始年齢を遅らせようとか、いろんな話が出てくるわけですが、実際に前期高齢者の要介護認定率は4％[*1]なのですね。私は思ったより低いなと思いました。

それが75歳以上の後期高齢者になると3割を超えます。一概に75歳ですぱっと切れるわけではないですが、この層がどんどん増えてきていて、大都市部でも大きな問題になりつつあります。今回お話しする「高齢者」は、ここから先すべて後期高齢者の話だと思ってください。

[*1] 内閣府：平成29年版高齢社会白書.
http://www8.cao.go.jp/kourei/whitepaper/w-2017/html/zenbun/s1_2_3.html

老年医学的に重要なテーマの1つとして「フレイル」という呼称をつくり、2015年5月に老年医学会で啓発を始めました[*2]。

フレイル（Frailty）という英語は「虚弱」と訳されてきました。私も「虚弱高齢者」という言葉をいろんな論文で使っていましたが、虚弱というと老衰のなれの果て、要介護度が5ぐらいじゃないかというイメージになってしまいますが、国際的にはフレイルというのは要介護の「一歩手前」、要支援認定から要介護1ぐらいの扱いです。うまく治療やケアをすれば――そのなかにはお薬をやめればということも入ってくるのですが――元気になるというコンセプトなのですね。

大事なのは、フレイルは身体面だけではないこと。精神（メンタル）面というのもあります。認知症になったら要介護なので、その前の軽度認知障害ぐらいを考えていただくといいのかなと思いますし、うつもそうですね。それからやはり社会的なフレイルということも考えなければいけない。この3要素は、実はWHOが定義する健康の3定義、最近これにスピリチュアル[*3]という要素も加わっていますが、身体、精神、社会すべてが整っていてはじめて高齢者は元気である、ということだと思います。

高齢者には病気がいっぱい見つかります。診断はつけられます。原因もわかります。ただ、若い人のように病気の原因が見つかっても、簡単に片づかないというところが特徴で

*2 老年医学会：フレイルに関する日本老年医学会からのステートメント．https://jpn-geriat-soc.or.jp/proposal/index.html
*3 III-1（150頁）参照

あり、そういうのを老年症候群の特徴としてとらえなければいけない。根治が期待できないので、治療はしつつも、ケアを適切に提供していきましょう、「治す医療」から「治し支える医療」へのパラダイムの転換が必要ですね、と厚生労働省からも言われているのが、まさにこういうことなのです。

もう1つ、若い人と高齢者の医療で圧倒的に違うのは、求められているアウトカムですね。何を目標に医療を提供しているかということです。

高齢者が望んでいること

私の以前の研究で「高齢者医療の優先順位に関する意識調査」*を、医療を受ける側、医療を提供する側、それぞれ4グループの計8グループ（地域高齢者・デイケア利用者・老年病専門医・学会専門医など）で調べました。

医療を提供する側はすべて「QOL（生活の質）の改善」を一位にもってきました。「ライフ」というのは生活だけでなくて、生命とか人生とか、私にはいろんな意味にとれるのでやっぱり一番に上にくるのかなと思いますが、医療を受ける方々にとってはちょっと意味が狭いのかもしれません。順位が下で7位、4位でした。その代わりに「身体機能の回復」、さっきの身体的フレイルの問題ですね。やっぱり体が動かなくなってきている

*Akishita M,et al：Priorities of health care outcomes for the elderly. J Am Med Dir Assoc, 14（7）：479-84, 2013.

ことを何とかならないのかなということと「家族の負担軽減」、これが、在宅死を選びたいけども、そのことによって家族に迷惑をかけたくないという高齢者の気持ちがあって、そういうところで揺れ動くのだろうと思うのですね。

非常に面白かったのは、少し予想はしていましたが、12項目しかないのですが、8グループすべてで「死亡率の低下」が堂々第12位、最下位でした。

若い人であれば「死なないこと」が一元的に重要かもしれません。しかし、高齢者である程度余命が限られた人になってくると、その余命を1、2年延ばすよりも、いまそこにある、目の前の幸せというようなものが、家族も含めて大切なのかなと読み取れるデータでした。ちなみにデイケア利用者の2位、地域高齢者の1位にランキングした「病気の効果的治療」、これが多くは薬物療法を指すわけですね。

デイケアは、本来リハビリをしっかりやることが重要なのですけれど、そういう方でもお薬でなんとかならないかなと思っちゃうのですね。実はこれが高齢者の「お薬依存」でして、何も医者が薬をばんばん出したいわけではないのだけど、薬をほしがる患者がいて、じゃあ出しちゃおうかなという医師がいて、ポリファーマシー（多剤服用による害）が形成されているということが透けて見えるデータです。

高齢者は薬の副作用が非常に起きやすいです。入院患者の6人に1人ぐらいは薬が原因で、あるいは入院経過中に薬の副作用を起こします。高齢者の救急車搬送のたらい回しの話はみなさんよくご存じだと思うのですが、実はその3～6％ぐらいは薬が原因であると報告されています。また高齢者の場合は、副作用だけではなくて、主作用の「効き過ぎ」も多いのですね。そうしたことをまとめて「薬物有害作用」、反応とか事象とかいうような言葉のほうがより適切だと思って、こういう言葉を使っています。

なぜ高齢者で薬物有害作用が多いのでしょうか。

1つは内臓の老化。高齢者は外見だけじゃなくて、内臓も老けている、そうすると薬を代謝する肝臓とか腎臓の機能が落ちていて効きすぎになりやすい。

それから先に述べた多病にもとづく多剤服用――ポリファーマシーの問題があります。

そしてもう1つ、認知機能や目や耳の機能というのが落ちてきているために、実は説明がうまく本人に伝わっていない、これは医師の説明もそうかもしれませんし、薬局の説明もそうかもしれません。医療者が指示したのとぜんぜん違う飲み方をしていたなんてことは往々にしてあります。

以前から薬が多ければ多いほど副作用が出やすいことはわかっていたのですが、われわれの診療科の入院データベースをひっくり返してみますと、明らかに6種類を超えるところで、一番きれいに副作用が「ばんっ」と増えます。そこで「薬は5種類まで」というタイトルの本を書くことになりました*。

ところが、実は5種類といってもですね、ある診療所でとったデータでは、5種類以上飲んでいる人は、その後2年間の転倒発生リスクが明らかに高い。4割もの人が転倒を起こしているということでした。これを見ると、薬は4種類までにしなくてはいけないという感じになりますが、いずれにしても5種類、6種類といったところが1つの線引きのラインかということで、高齢者に処方するお薬を見直さなければいけません。

ちなみに70歳以上の高齢者は平均6種類から7種類の処方薬をもらっているというのがレセプト調査等でわかっていることでして、わが国では、ごく普通の高齢者のレベルでポリファーマシーラインは突破しているということになります。海外のポリファーマシーの定義、これは5種類以上でだいたい一致しています。日本だけなのです。10種類以上がポリファーマシーだ、みたいなゆるいことを言っているのは。日本もだんだん変わってきているなと思いますが、まだお薬の問題では世界的にも遅れているのではと思います。

ポリファーマシー解消のために

では、薬を処方する医師として、どうやってポリファーマシーを解消するのか。

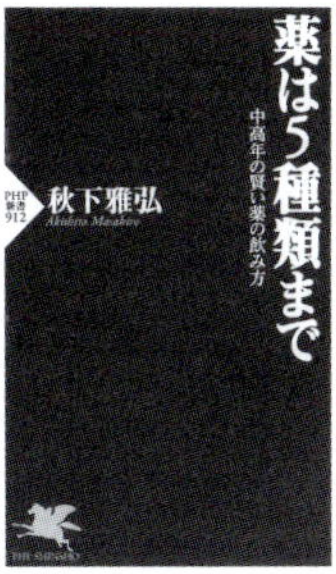

*秋下雅弘：薬は5種類まで　中高年の賢い薬の飲み方. PHP研究所, 2014.

まず、高齢者といってもいろいろです。前期高齢者と後期高齢者で違います。あるいはフレイルの方、認知症の方、これはやっぱり同じ高齢者でも考え方は変えないといけないだろうと思います。そもそも生活習慣病、慢性腎臓病などの治療については、高齢者についてもガイドラインに記載がありますし、それをサポートする研究ももちろんされているのですが、そのほとんどすべてが「前期」高齢者のデータなのです。後期高齢者はほとんどないのです。ましてや認知症予防なんてまだありません。そういう非常にお寒い状況が、この後期高齢者以降のフレイルな高齢者に関しては前提としてあるのです。

では、エビデンスがないから薬は全部やめたほうがいいのか？
それもやはりおかしいと思うのですね。

その人の状態を診て絞り込んだ最低限のものはやはり投与してあげたいと思いますので、それをどう考えるかということだろうと思います。

近年、高血圧や糖尿病など、後期高齢者あるいはフレイル・要介護高齢者向けの治療ガイドラインがでてきています。基本的には、過度の治療は転倒や認知症などの合併症のリスクを高める、だから若い人たちよりも緩やかに治療しよう、ということになっています。こういうものをうまく使っていただきたいなということが1つ。

そのうえで薬を減らしていくためには、薬を必要な順番に並べることができなければいけません。薬の知識をもちつつ、その人をしっかりと診て、その人にとって大事なのはこれ、そういう並べ方をする、このあたりまではなんとかしていけないかと。薬剤を一度にまとめて減らすとちょっと怖いことがありますので、少しずつ少しずつ減らして最後は1剤にする、ということはやり方によっては可能なのです。優先順位をつけることがとっても大切です。でも、そんなこと言われても私にはできません、という医師が世の中に多いのです。そこはやっぱり現場の判断力を磨いてほしいなとは思いますけど、この課題には実は以前から取り組んでいて、高齢者であれば一般的に優先順位が低いと考えてよい薬物のリストがあります。アメリカでもヨーロッパでもそうしたリストが作られていたので、日本でもということで2005年に作成、公開し、改訂を重ねています*。

あとは、やはり処方を一元管理しない限りは、薬の整理はできません。

元気な前期高齢者はそれぞれの専門医が診るのでいいと思います。でも、後期高齢者になって、フレイルになったら、処方は一元管理をして、より飲みやすく、重複がないか、ぶつかる薬がないか、きちんと見ていくことが大切です。いわゆる特定施設の入居者で、主治医が1人か2人以上かで比べてみると、主治医が1人だとお薬は6種類以下が多いです。でも、2人以上になるとやっぱり7種類以上になってきてます。複数の医師にかかるという際はこうしたことに気をつけないといけません。

*日本老年医学会：高齢者の安全な薬物療法ガイドライン2015.
https://www.jpn-geriat-soc.or.jp/info/topics/pdf/20170808_01.pdf

日本では薬を処方できるのは医師です。だからこそ、本来はもっと時間をかけて、どれだけ飲んでいるかちゃんとみる必要もあるのですが、ここを多職種、とくに薬剤師さんや看護師さんの力を借りて協力しながらやっていく。これをきちんとやることがポリファーマシー対策で必要なことです。

薬の飲み残しが多い人は、軽度認知障害や認知症の1つの徴候の可能性もあります。薬局で認知症の人を見つけてくれないか、というのが私たちの切なる願いです。

アドヒアランス[*1]をよくするためにも、介護負担の軽減のためにも、とにかく薬は少ないほうが、回数も少ないほうがよいです。私はできれば1日1回をお勧めしています。

こうしたことをまとめて、「高齢者に対する適切な医療提供の指針」を2014年に作りました[*2]。

原則論しか書いていないですけど、重要なことを入れたつもりです。その中の薬物療法の基本的な考え方として、「有害事象や服薬管理、優先順位に配慮した薬物療法を理解し、実践する」と掲げています。これこそが高齢者の薬物療法の到達目標です。今日お話ししたようなことを、ぜひ実践していただければと思います。

*1 Adherence。患者が治療方針を理解・納得して積極的に取り組むこと。医療者と患者の相互関係・信頼に基づく。患者が医療者の指導に従って治療に取り組むコンプライアンス（compliance）とは別の概念

*2 高齢者に対する適切な医療提供に関する研究（H22-長寿-指定-009）研究班（研究代表者秋下雅弘），他：高齢者に対する適切な医療提供の指針．2014.

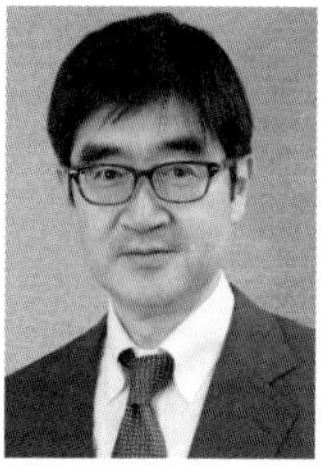

あきしたまさひろ　1960年生まれ。1985年東京大学医学部卒業。東京大学医学部老年病学教室助手、ハーバード大学研究員、杏林大学医学部助教授、東京大学大学院医学系研究科准教授等を経て現職。専門は老年医学、高齢者の薬物療法、性ホルモンと加齢疾患、フレイル等。
著書『看護・介護現場のための　高齢者の飲んでいる薬がわかる本』（共著、医学書院、2018年）・『残薬対策ハンドブック　実際に残薬を減らした16のアプローチ』（監修、じほう、2017年）・『高齢者のポリファーマシー　多剤併用を整理する「知恵」と「コツ」』（南山堂、2016年）等多数。

秋下雅弘（東京大学）
https://www.u-tokyo.ac.jp/focus/ja/people/people002578.html

II-1

高齢者の薬物療法
2 ポリファーマシーの是正

平井 みどり 神戸大学医学部附属病院薬剤部長

2015年5月22日 at ラーニングスクエア新橋

ポリファーマシーの何が問題で、何ができるか

ポリファーマシーは、高齢者にはありがちな話です。

薬の数が多い——秋下教授の講義で出たように数の定義はさまざまです——潜在的に不適切な処方や同効薬の重複、そして必要な薬がないというのもポリファーマシーの定義に入っているようです。薬の副作用リスク、医療費、有害事象による救急外来受診率、入院期間、合併症率、転倒骨折リスク、そして死亡率などが軒並み上昇し、一方で薬剤アドヒアランスは低下、つまり薬をきちんと飲むのが難しくなっていく。あまり望ましくないことがおこるのがポリファーマシーです。

ポリファーマシーを避けるために、アメリカの老年医学会は、ビアーズ基準（Beers Criteria）という高齢者が注意すべきお薬の提案を出しました。日本版も出されましたがそれほど広まらず、日本では老年医学会が「高齢者の安全な薬物療法ガイドライン」を作成しています*1。

ポリファーマシーの問題の根は深いです。

私たちの病院を受診した患者が、かかりつけ医からの処方が多くて、同じような薬を重複して使用されていた例があります。その人が入院したときに主治医と薬剤師が相談しながら、がんばってお薬を減らしたんです。そして無事退院になって、3か月後に診察に来たときにはかかりつけ医からの処方が元どおりになっていました。先の例と重なりますが、現場は難しいです。

そして残薬の問題があります。製薬メーカーのファイザーが調査*2したデータですが、自分の判断で薬を止めたり中止したりする例が18・3％と2割近くになっていました。その理由としては、「症状が改善されたから」38・2％、「面倒だったから」38・2％、そして「副作用のため」が14・5％。これは薬剤師の目から見て見過ごすことができないです。残薬は日本全国で年間500億円分になると報道され、お金の面が強調されているのですけど、やはり副作用とか症状改善したらそこで止めてしまうという患者側の意識をなんと

*1 II-1（73頁）参照
*2 ファイザー株式会社：処方薬の飲み残しに関する意識・実態調査．2012．
https://www.pfizer.co.jp/pfizer/company/press/2012/documents/20121113.pdf

かするべきじゃないかなと思います。

「ポリファーマシー＝ミステイク」。とにかく間違いが起こりやすいのがこの問題です。医師が処方オーダーをミステイク。薬剤師が調剤をミステイク。看護師が与薬をミステイク。患者が服用をミステイク。家族が患者にミステイク…。ポリファーマシーは、とにかくみんながミステイクする。医療安全の面でも非常に大きな問題です。このミステイクを何とかしたいということで行なっている私たちの活動を紹介します。

高齢者は、言わずもがなですが複数の疾患をもち、複数の医療機関にかかっておられることが多く、お薬が増えている。その状況に対して、海外で高齢者の薬物療法の適正化に用いられているＳＴＯＰＰ基準*を使用して、入院患者に対して、不適切処方の検出を試みました。

また、２０１４年6～9月の4か月間で、病院内の１つの病棟に入院した持参薬を有する65歳以上の患者について、ＳＴＯＰＰを使用した持参薬のスクリーニングを行い、該当する薬がある場合には、医師と協議のうえ薬剤の変更・中止を行う、という取り組みをしてみました。１００人の患者さんが対象となり、１人当たり7～8分くらいの時間をかけて薬剤師がチェックしたところ、ＳＴＯＰＰに該当した患者は約4分の１の26％でした。

*Gallagher P, et al：STOPP（Screening Tool of Older Person's Prescriptions）and START（Screening Tool to Alert doctors to Right Treatment）. Consensus validation. Int J Clin Pharmacol Ther, 46（2）：72–83, 2008.
https://www.ncbi.nlm.nih.gov/pubmed/18218287

該当した患者たちは年齢が高く、しかも服用している薬も多いということもわかりました。該当した薬剤は39件。ＳＴＯＰＰの全65項目中、14項目が含まれていました。しかし、変更になったのは8件、20％ほどに留まりました。

その理由は「他施設の処方のため」。

現場で薬を減らしたり変えたりするのは容易ではありません。臨床的判断として変更が不要なケース（基準＝クライテリアの問題）、他の医療機関の処方をどうするか（医療者側の問題）、患者が処方継続を希望された場合などが課題になります。

しばしば話題に挙がる「ほかの医療機関の処方には手を出さない」という問題には、地域で検討する場をつくるべきだと考えています。地域の医療機関との連携が必要です。

海外の研究では、ＳＴＯＰＰに該当する患者の割合は20％〜50％とばらつきがあります。高齢者の状況はバラエティに富んでいます。この取り組みで私たちが行なったのは単一の病棟です。診療科によっても結果が変わってくると思います。しかし、たとえばＳＴＯＰのようなクライテリアを活用することによって、薬剤師の経験などにあまり関係なく不適切な処方をスクリーニングすることが可能になると思います。現在、介入対象を2診療科に増やして、これからもさらに増やしていく予定です。

ポリファーマシーだけが問題ではない問題

医師に止めてほしいこと

❶いわゆる風邪、ウイルス性上気道炎に対して抗菌薬を処方すること。

❷不眠の原因を考えずに、すぐに睡眠薬を処方すること。

❸それぞれ原因の異なる浮腫に、反射的に利尿薬を処方すること。

気をつけてほしい患者

❶高齢者、あるいは肝機能・腎機能の悪い方。

❷重複処方が何年も続いている方。

その患者が長年飲んでいる薬だからよいのかというと、そんなことはありません。訪問診療をしている知人からの話で、昼間よく騒ぐ認知症の人がいて、ずっと朝晩で1日2回ガスター®が処方されていたのですが、状態として胃が悪そうでもなかったので、1日1回だけにした。そうしたら昼間のケアが問題にならなくなったというケースがありました。胃薬の副作用で精神面に影響が及ぶことがあるわけです。何年も飲み続けている薬も、常に見直すことが必要だと思います。

また私たちの病院薬剤部では、新しく「外来薬剤師」活動の取り組みも始めています。2014年5~10月の半年間、毎週金曜日の総合内科外来に専属薬剤師を1名配置しました。外来診療に薬剤師をつけて、医師と同席して患者との面談の同意をとります。別室で面談し、薬の問題点あるいは服薬状況を電子カルテに記載し、医師の診察に同席します。医師は、薬剤師が患者と面談した内容を参照しながら、処方を調整しています。そしてポリファーマシーや、用法変更によるアドヒアランス改善などに取り組みました。

半年で対象患者は210名、1日8~9名、介入による処方変更は1日2~3件と多くはありませんでしたが、処方が変更になった方は全面談患者の3割を超えました。

薬剤師の処方提案の理由をみると、最も多かったのが「処方が不要」との判断、そして服薬状況・コンプライアンス、腎機能や肝機能を考慮して、などと続きます。結果として、薬剤費の削減効果がありました。腎機能の改善も5件ありました。

医師からは、実は薬がちゃんと服用できていないことや、喫煙の継続や食事の内容など医師には話さないことを薬剤師がキャッチできている、見落としていた処方に薬剤師が気づいてくれる、薬剤師からの説明後であれば処方変更がスムーズである、などのポジティブな意見がありました。薬剤師が関わることは有益であり、拡大していくべきだ、という評価をいただきました。

また、病棟においては薬剤師がカルテを仮登録しています。入院の場合には患者さんに持参薬を持ってきてもらいますが、薬剤師が内容を精査し、入院中の「処方」に反映しています。その入院中の処方を薬剤師がカルテ記載し、医師が承認するというかたちにしています。定期薬も薬剤師が仮登録しています。これはプロトコルに基づく薬物治療管理（protocol based pharmacotherapy management；PBPM）です。

医師もミステイクします。事前に処方医と薬剤師が話し合い、手順を決め、医師しかできない処方という作業の一部を薬剤師が担う。それにより薬物治療の適正化・質の向上が進みます。薬剤師の活躍の場が増え、医師の不適切な処方を修正してもらうためのきっかけ、根拠になるということにもなります。

プロトコルを決めるため、事前に薬剤部から執行会議に資料を提出し、病院に認めてもらいました。そして各病棟においては病棟の診療科長・看護師長・医師の承認をもらい、それにもとづき仮登録をしています。薬剤師が入力した処方を医師が確認し承認を押すだけで処方がされる仕組みです。それにより医師の入力作業の軽減・処方漏れ・医師を探すなどの手間もなくなり喜ばれています。

仮登録によって、処方の間違いが減る。ポリファーマシーのチェックが可能に、そして医師・看護師の負担軽減にもなります。

薬のことは薬剤師におまかせください！　と、声を大にして言いたいです。

医師は診断と治療計画を立てることに専念。看護師は看護に専念してください。薬はやはり薬剤師におまかせください。

老年医学会の薬物療法ガイドラインにも「薬剤師の役割」がはじめて明記されました。エビデンスも載っています。薬剤師もこの期待を実感し、がんばろうという気になっていきます。ぜひ成長させていただければと思います。

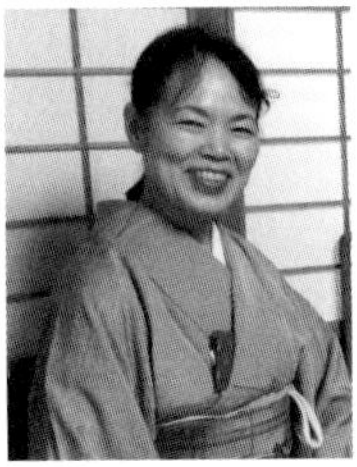

ひらいみどり　1951年生まれ。京都大学薬学部卒業、神戸大学医学部卒業、同大学院医学研究科博士課程修了。神戸大学医学部附属病院薬剤部文部技官、京都大学医学部附属病院薬剤部文部教官助手、神戸薬科大学助教授、同教授神戸大学医学部附属病院教授・薬剤部長を歴任。2017年退官（名誉教授）。2018年兵庫県赤十字血液センター長。

Key message II-2

アメリカでは、リハビリテーションの目的は五体満足に近づくことではない、人生の成功者になることだといわれます。

ですので、欧米はその人ができない部分をカバーする道具——支援機器の開発・技術がとても進んでいるんです。

ところが日本に帰ってきたら、それらの道具が何もなかった。だから自分で会社を立ち上げて、外国から輸入してくることにしたんです。

II-2

車いすシーティングの可能性
シーティングで変わる車いす使用者の未来

山崎　泰広
株式会社アクセスインターナショナル代表取締役
2015年6月25日　at　ステーションコンファレンス東京

あなたのリハビリの目的は何ですか？

アメリカでの高校留学中、転落事故で救急病院に運ばれて、すぐ「脊髄損傷です、もう歩けません」と予後を告知されました。でも同時に、「できることはこんなにあります」とたくさん情報を教えてもらいました。その後、リハビリテーションの専門病院に転院したとき最初に言われたのが、

「あなたのリハビリの目的はなんですか？」でした。

誰か他人に何かをやってもらう、ということではないんですね。

自分が、自身のために立てた目標に向かって進む。私の場合、リハビリの目的は、

「高校に復学したい。大学に進みたい。

スポーツはテニス・スキー・水泳がやりたい」

でした。だったら、あなたにはこういう筋肉が必要、こういう車いすが必要で、運転免許とこういう種類の車が必要…医療者側からいろいろと提案を出してくれるんです。そして2か月弱で社会復帰です。それが30年前のことです。

下半身完全麻痺の私ですが、向こうでは「身体の一部が動かないだけの健常者」という扱いでした。

日本では、高齢者も下肢障害者も、残っている機能を活かして歩くことが大切といわれます。それから、「できる限り車いすは使うべきではないよ」いう昔ながらの考え方もまだ残っています。

もちろん、歩ける人はどんどん歩いたほうがよいと思います。しかし、なかには歩けない人もいます。できる限り車いすは使いたくないと、とくに高齢者の方は言われることが多いです。車いすに乗るのはつらい、車いすになったら終わりだ！というような悪いイメージしかないかもしれません。

でも歩行困難者には車いすが必要です。無理をすると転倒し、骨折や寝たきりになることもあります。

私は毎年欧米に最新技術と知識の勉強をしに行っていますが、まだ全然歩ける方も上手に車いすを活用しています。車いすとシーティングを活用することで、早期からの離床、転倒・転落の防止、リハビリ効果の向上、リハビリ期間の短縮、自立支援、介護軽減、QOL（クオリティ・オブ・ライフ）の向上…さまざまなことが可能になります。本当かなあと疑われる方もいると思いますが、でもこれは全然難しくないです。

シーティングは30数年前にアメリカとカナダで始まり、現在30数か国で活用されている、車いす上での正しい姿勢保持の技術です。高齢者の方々は、車いすの上で悪い姿勢でいることが多いですよね。片側へ傾いたり、ずり落ちたり、前に倒れたり、さまざまな悪い姿勢があります。そうした姿勢の人を見て絶対にしてはいけないことは、「よい姿勢を取りなさい」と言ってしまうことです。なぜなら、この人たちはよい姿勢が取れないんです。適切なものを与えていないんです。筋肉が失われているんです。だからその筋肉の代わりになるものを提供しなければならないんですね。

それがシーティングです。

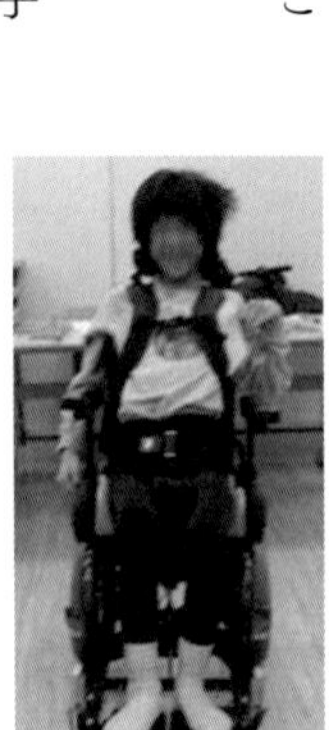

支持された姿勢
車いすの調整とシーティング機器によって重力の影響を受けない姿勢をとることは可能

日本の車いすの最大の問題

障害者や高齢者はなぜ姿勢が崩れてしまうのか。簡単に言ってしまえばその理由は2つです。筋肉の衰え、そして、車いすやクッションによるサポートが不十分なことです。

日本の車いすの最大の問題は、それが「運搬用」と思われていることです。座るため、くつろぐための「いす」として考えられておらず、作られてもいない。だから座っていても快適じゃないし、車いす上で自由に活動もできない。そこに長時間乗っていたいとは思わないですね。健常者のいすには、すごくよい素材やデザイン、人間工学の進歩といったことが取り入れられて、どんどん快適になっています。しかし、いまも日本の多くの病院で使われている車いすは、第二次世界大戦のころのものと変わっていないです。

それから、車いすが利用者の身体のサイズや状態に合っていないこと。身体に合わない車いすに乗ると姿勢が崩れ、「二次障害」、つまり褥瘡・変形・拘縮・脱臼などの原因になっていることはまだまだ知られていないんです。そうした問題が起こっても、それと姿勢の関係を考えない方がまだ多いです。

そして残存機能が発揮できないこと。私は小児にシーティングを多く提供しているので

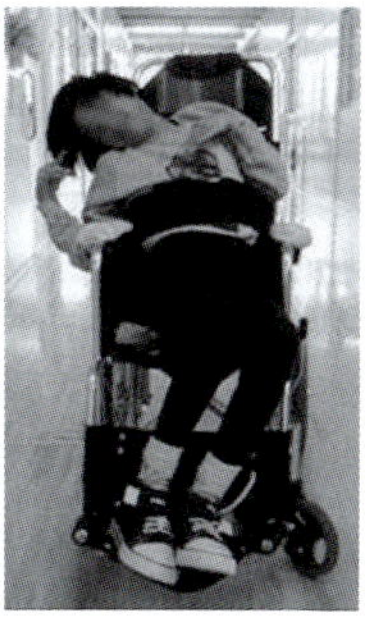

有害な姿勢
筋肉の弱い側に体は倒れる。重力によってその傾きは悪化し、変形・脱臼・拘縮等の二次障害が発生する

すが、子どもが残存機能を発揮できないのも、姿勢が最大の原因です。そして、これが先ほどの二次障害の原因になるんですね。病院で使われている患者運搬用の道具には、車いすとストレッチャーがあります。でもどちらも「短時間しか」使わない。だからそこに快適性はいらない。安定性もいらない。少しの間運べればよい。そこに高齢者をずっと乗せておくことはできません。だからベッドに乗せるわけです。ベッドにはさらにエアマットを乗っけたり、ギャッチアップの機能をつけたり、介護のためのいろんな機能がついていますね。日本製のベッドの上は本当に快適にできています。

日本ではベッドには高額をかけるが、車いすは最低限の製品でいいよって考え方の利用者が多いです。電動ベッドは20~50万円程度の価格がするもので、エアマットを乗せたらさらに高価になります。でも車いすは10万円以下じゃないと「高い！」って言われたりするんです。快適なベッドと、快適性も安定性もない車いす…当然、ベッドで過ごすほうがよくなってしまいますよね。ベッドから出たいとは思えなくなります。

余計なお金を使えとは言いません。でもベッドに費やしているお金を、もう少しだけ車いすに使っていただければ、そして車いすが快適な場所となって1日中座っていることができれば、ベッドではなく車いすを中心とした生活が可能となります。

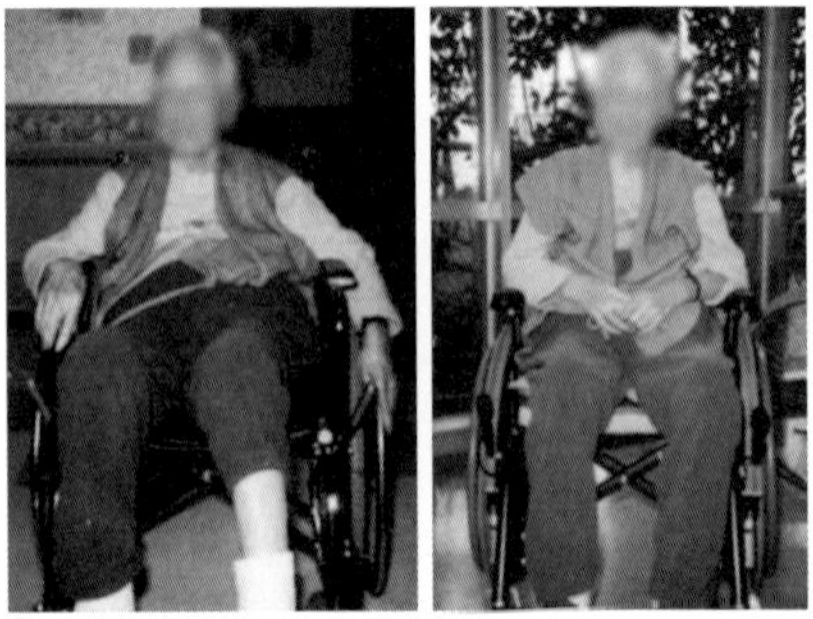

姿勢の改善によりさまざまな問題が解決される
左がシーティング導入前。右が後。安定性は向上し、痛みは減少し、疲れにくくなり、離床時間が延び、上肢が使いやすくなり、車いすをこぎやすくなることで、自分でできることが広がる

車いすを「運搬の道具」から「生活の場」に

車いすの使用目的じたい、変わってきています。

元々は病院で医療者が患者を運搬する道具でした。運ぶことだけが目的のもの。私がケガをした30年程前だと、「これは失った君の足の代わりだよ」と言われました。運動用の車いすが進化した時代で、身体障害者も動くことが重視された時代です。でもスポーツ用のように背もたれが低く、アームレストがないものだと、やはり疲れます。

いま欧米では、車いすは使用者にとっての「生活の場」であるといわれるようになりました。安定性と快適性を提供して、一日中疲れずに使用できて、残存機能を最大限発揮するためのもの。1日のうち2〜3時間だけ乗せるものを作るのではないんです。一日中座っていても痛くもなく、快適に乗っていられるということですね。

車いすを「運搬の道具」から「生活の場」にしましょう。

そのためには使用者に合わせて車いすを提供することが必要です。近年では社会のバリアフリー化によって、無理して歩く必要がなくなっています。私が大学留学を終えて日本に帰ってきたころは、カーブカット（道路の段差解消）すらなかった時代なので、何しろ自立するためには歩かなければなりませんでした。下半身完全麻痺でもＬＬＢ（長下肢装具）をつけてクラッチで足をふって、障害者も皆むりやり歩いていましたね。でもそんなこと、もうしなくていいんです。

アメリカでは、リハビリの目的は「五体満足に近づくことではない、人生の成功者になること」だといわれます。

ですので、欧米はその人ができない部分をカバーする道具――支援機器（Assistive Technology）の開発・技術がとても進んでいるんです。ところが日本に帰ってきたら、それらの道具が何もなかった。だから自分で会社を立ち上げて、外国から輸入してくることにしたんです。

二次障害は「運命じゃない！」

姿勢の崩れを放置すれば、骨格の変形・関節拘縮・脱臼・褥瘡・異常な筋緊張・呼吸機能障害・消化機能障害・誤嚥、さまざまな二次障害が起こります。これらは障害者や高齢者の健康に大きな悪影響を及ぼします。

障害をもって生まれた子どもたちも、生まれたときは骨格がまっすぐです。しかし重度障害の子どもたちは、その後、二次障害である変形・拘縮・脱臼等の身体機能の低下が生じて、若くして亡くなる人も少なくありません。

しかし、これはその人の運命ではありません。障害があるから必然的に二次障害が生じるのではなくて、障害があることで正しい姿勢が保持できなくなり、その陥った悪い姿勢によって二次障害が発生するのです。悪い姿勢を改善し、よい姿勢を保つことで多くの二次障害が防止できる。これが姿勢保持における世界的基準です。

だけれども、日本に帰ってきてびっくりしたことがここでもあって、障害児の親が二次障害を仕方ないと思っていたんです。そのまま大人になった、いわば障害者の先輩もたくさんいて、その人たちも仕方ないと言っている、だからあきらめられていて、側弯が生じたら悪化し続けるといった間違いがまかり通っていて、私は唖然としました。シーティングで姿勢を改善すれば、すぐ止められます。ぜひこの考え方が日本に浸透してほしいと思っています。

こうしたことを話すと泣いてしまうお母さんがいます。「だって、医師もセラピストも誰も教えてくれなかった…」って。欧米では、防止できるものを防止できなかったのは、周囲の人間がそれを怠ったからだと考えられています。

姿勢が悪いと、せっかくのリハビリの効果も台なしになってしまうことがあります。リハビリをして拘縮を改善しても、シーティングができていなければ元の悪い状態に戻ってしまいます。リハビリで改善し、シーティングで維持する、ということができれば、リハビリの効果も最大限発揮できます。

入院患者でも、シーティングがちゃんとできれば、受傷後・発症後早期から安定して長時間車いすに座ることができます。移乗の回数が減って、職員の負担軽減になるだけでなく、リハビリの早期開始、リハビリ効果の向上、入院リハビリ期間の短縮が可能になります。

車いすとシーティングの活用によって、元気に活躍する高齢者や障害者を増やすことができるわけです。そして、それは超高齢社会日本の課題解決にもつながるはずです。

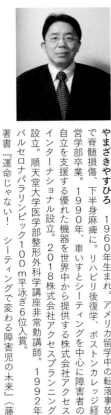

やまざきやすひろ　１９６０年生まれ。アメリカ留学中の転落事故で脊髄損傷、下半身麻痺に。リハビリ後復学、ボストンカレッジ経営学部卒業。１９９０年、車いすとシーティングを中心に障害者の自立を支援する優れた機器を世界中から提供する株式会社アクセスインターナショナル設立。２０１８株式会社アクセスプランニング設立。順天堂大学医学部整形外科学講座非常勤講師。１９９２年バルセロナパラリンピック１００ｍ平泳ぎ6位入賞。
著書『運命じゃない！　シーティングで変わる障害児の未来』（藤原書店、２００８年）等。
山崎泰広のホームページ
http://www.markyamazaki.com/index.html

Key message Ⅱ-3

いつも不思議なんです。
病院ではＭＲＩやＣＴの購入に
何億円もかけるのに、

どうして栄養科で
最高級の真空ミキサー１つを
なぜ買わないのだろうかと。

II-3

最期まで口から食べる
嚥下食の新しい視点と考え方

金谷 節子
金谷栄養研究所所長

2015年8月7日 at 医療法人社団悠翔会本部

イーチ・ミール・パーフェクトの理念から

私はみなさまと同じように、患者さんを地域全体でどのようにケアすればよいのかという活動をやってきました。まず入院中の食事を工夫し、患者さんの栄養状態をピカピカによくして病院から在宅に帰すことを始めました。

でも1か月後、その患者さんが外来に来ると、まったくもうボロボロに体を壊されているわけです。いったい何が患者さんに起きているのだと。それで考えついたのが、患者の回復のためには、ビタミンやミネラルなどの微量栄養素が足りないのではないかということでした。

タンパク質や炭水化物、脂肪という多量栄養素は、退院後の普通の暮らしのなかで何とか摂取されている。微量栄養素が足りないと考えて、1994年に明治製菓の技術陣や、三協製薬工業株式会社（現ニュートリー株式会社）と開発したのが栄養補助食品ブイ・クレス®＊です。当時、世界でこの種のサプリメントはなかったのです。最初は26種類の栄養素および微量栄養素を入れたと記憶していますが、好評でずっと需要が続き、現在はまた改善されてCoQ10などが加えられています。

食事というのは「イーチ・ミール・パーフェクト」（すべての食事を完璧に）なんだよと、私は学んできました。だから1回の食事に人間に必要なすべての栄養素がセットされていなければというのが、いまに至る私の基本的考えです。

その開発には2年間かかりました。当初、「そんなもの、先生できませんよ…」と研究員たちは言いましたが、「イーチ・ミール・パーフェクト、在宅患者はこれでしか救えないよ…」、そう言い続けて聖隷三方原病院でこれを開発したのです。

完成した年の6月から病院で使いましたが、その後の半年間で、病院として2400万円のもうけが出ました。というのは、毎日1本これを患者さんに出した分の費用を差し引いても、栄養状態がぐっとよくなりましたから入院期間が前年平均で10日間短縮されて、その結果になったのです。

＊ブイ・クレス公式サイト
http://www.vcresc.com/

総合病院での導入でしたが、顕著に入院期間が短縮したのは、全部、神経系の科でした。脳神経外科、リハビリテーション科、精神科などでした。高齢者の患者さんが多い総合診療系の内科などではないのかと思われるかもしれませんが、実は神経系でした。

精神科の患者さんの食事では嚥下食が多かったのですが、唾液分泌も低下していて、飲み込めないという事情によるものでした。そこで嚥下障害の人にも、ブイ・クレスのゼリー型を3分の1ないし4分の1をつけるだけで栄養改善になりました。説明の際、「おかゆはいくら食べても水分だけです。あなたに足らないのは微量栄養素ですよ」と伝えるだけで、嚥下障害の高齢者が毎食、毎日食べてくれるのです。

栄養が足りていなければ、いくら嚥下食の形だけ工夫しても、私は全然だめだと思うのです。

最期の1スプーンをめざして――聖隷ホスピスの思い

みなさま方は医療の現場に居るわけですよね。現場には発見というダイヤモンド、宝がいっぱいあります。

日本ではじめてのホスピスは、1982年に私どもの聖隷三方原病院にできました。

けれど当初は、病院中で大反対でした。「(余命告知などとんでもない)医者が患者をだませなくてどうするのだ」という時代でしたから、医師も大反対、看護部も大反対。そんな中で私たち栄養科は栄養士が50人とその他スタッフ全部で70人おりましたから、各病棟に担当をふり分けて、ホスピスも分担して四六時中病棟にいました。栄養士は、自身の結婚式でもホスピスにまず花嫁衣装を着て行って患者さんたちに見せて、それから式場に行くぐらいの思い入れをもっていました。

この聖隷ホスピスでめざしていたのは、「最期の1スプーンをめざして」。人は「口から食べる」ことで人間としての尊厳と品位を保つことができる。「最期の1スプーン」まで質の保障された満足のできる食事の提供をめざしていきたいということでした*。

このホスピスが発展する延長線上に嚥下食が生まれました。たとえば、嚥下障害のある高齢者の主食をどうしたらよいのだろう…、おもゆをゼラチンで固めたらどうだろう…、こうしたさまざまな試みから多くの発明品が生まれました。

先日、リハビリテーションの学会で、京都府立医科大学の山脇正永先生がこう言われました。

摂食嚥下運動は、口腔内に食物が入ると嚥下運動が起こるという単純なものではない。認知機能、味覚、口腔感覚、触覚、温度感覚、痛覚、圧覚等の情報が中枢神経系で短

*聖隷栄養部門の歴史　http://www.seirei.or.jp/sakura/technology/160.html

時間に処理され、運動を行なう複雑で緻密な動作である。

それだ！　嚥下食を通して、私たちが長い間取り組んできたことって、そういうことだったんだって思いました。たとえばうなぎの季節になったら、かば焼きの匂いがどこからかするような感覚に襲われて、いやあ食べたいなあって脳のどこかの部位が反応しています。みなさんだったらどうでしょうか。

いま私は、嚥下障害の人でもそうでない患者さんでも、「その人が好きな食べ物はいったい何か」をまず探って、その味を再現させるというやり方に取り組んでいます。

先日96歳を迎えられた在宅療養中のおばあさん。

おしっこにすぐ行きたくなるから、最近どこか外へ行こうと誘っても「いい、私は行かない！」だったのが、うなぎと聞いたら、もう自分でさっさとカバン持ってきて、すぐ玄関に立たれました。この方は誤嚥もあるのです。普段は食べてむせるのですが、うなぎ屋では全然むせなかったですよ。やっぱりこれですよ。その人が本当に食べたいと思うような物の効果です。これがすべての食の基本ではないかと思うのです。

また、食事自体はまったく食べられない、だけど楽しむことはできる。

これも患者さんに教わったことです。

ある患者さん、その方は医師で、肝臓がん末期の最後に私たちの病院に入院してきた方です。亡くなられる前日のことでした。

死ぬ前にうなぎが食べたい、それも浜松の有名なうなぎ屋のが食べたいと言われたものですから、私が自分で車を出して買ってきて、院内で出したのですよ。そしたらその方、買ってきたうなぎを見られただけだったんです。食べたいというから、せっかくあんなに一生懸命、用意してあげたのに、食べないなんて——まだ若いころの私はがっかりしたものでしたが、後に気づき、学んだのは、ああ、香りを楽しむだけでもいいじゃないということでした。

そうした経験のあとで、聖隷三方原病院の栄養システムとして、各階に栄養科のブランチを設けて、患者さんが朝起きたところに味噌汁の香りが漂うようにしました。それは子どものときに皆朝目覚めると、お母さんが調理していたなつかしい感覚を追体験できるようにしました。自分が孤独で病気になったとき、食にまつわる大切な癒しを得られるようにと思ったのです。それが聖隷ホスピスでの思いだったわけです。

美しさを求めて

私はいつも不思議なんです。病院ではＭＲＩやＣＴの購入に何億円もかけるのに、どうして栄養科で最高級の真空ミキサー1つをなぜ買わないのだろうかと。

私の病院ではうまく話を通して購入できたのですが、当時の事務長があるとき、私の講演先に来てくれて、「おう金谷、久しぶりだな。おまえな、事務長や院長をいかにだますか、それを皆に教えてやれ」と冗談半分に言われたことがあります。たしかに院内交渉が大事です。ドイツ製の最高級品、MULTIVAC（ムルチバック）社の自動真空包装機を得るために、2年分の予算を貯めて、それも中古で手配してなんとか買わせてもらいました。でも、これがあったからこそ、個々の患者さんが前日にオーダーされるようなアラカルトメニューであっても見事に対応することができました。

ずいぶん前に吉兆*に行ったのですが、懐石料理の最後にシャーベットが出てきたのを食べたら、うちの病院のシャーベットのほうがずっとおいしいですよ。あっ、勝ったねと。そのミキサーは、スイス製の冷凍粉砕調理機PACOJET®（パコジェット）、色と香りが素晴らしいのです。味が違うのです。

食べられること、栄養、そしておいしさ。これは本当に大切なことです。

だからそこをもっと真剣に考えてもらいたいと思います。

いま日本がめざす成熟社会への道のりで、高齢者の方々には、他国の人がうらやむほどの老後を過ごしていただこうではないか。私はそう思います。

*日本料理の高級料亭として知られる著名店

人は何のために生きるのか。

ドン・キホーテの物語には、「美しさを求めて」だと述べられています。夢、理想、美しさのために人は生きるのだと。作中で、ドン・キホーテにそう言わせているのです。私もやっぱりそうだろうと思います。

高齢者の場合でも、やはりこのキャッチコピーをもって接していきたいのです。人が歳をとった最期にただ食べて、穴を空けられて栄養を突っ込まれて――そんなのことでは誰も、美しいと思ってないわけですから。

医療と栄養とで、私はもっと創造的な仕事ができるのではないかと思っています。

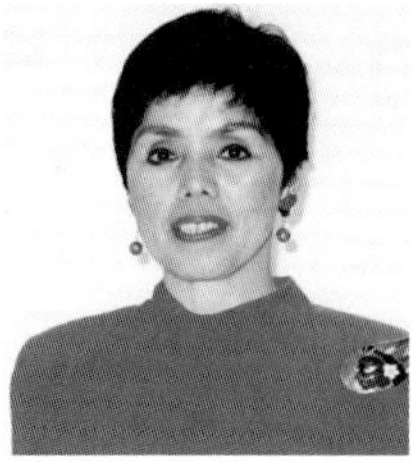

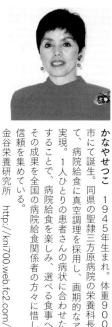

かなやせつこ　1945年生まれ。体重900グラムで静岡県浜松市にて誕生。同県の聖隷三方原病院の栄養科長として全国に先駆けて、病院給食に真空調理を採用し、画期的なアラカルトメニューを実現。1人ひとりの患者さんの病状に合わせた食事サービスを提供することで、病院給食を楽しみ、選べる食事へと転換した。また、その成果を全国の病院給食関係者の方々に惜しみなく公開し、厚い信頼を集めている。
金谷栄養研究所　http://kni700.web.fc2.com/

Key message II-4

栄養をしっかり摂って低栄養を改善すること。

栄養状態が改善されると、
筋肉が減らない、
転倒・骨折が起こりにくい。

高齢者が残りの人生をいきいきと
生きていけるような身体を護る
ことが重要なんだと思います。

II-4
超高齢社会における栄養ケアの役割
サルコペニア・フレイルティ・認知症と戦うには

吉田 貞夫
沖縄メディカル病院あがりはまクリニック院長
2015年8月29日 at ラーニングスクエア新橋

低栄養が引き起こすこと

高齢者の低栄養が多彩な症状を引き起こすことがわかってきています。その1つがサルコペニアです。

サルコペニアの高齢者では，健康な成人と比べ筋肉がヒョロッと細くなってしまいます（表）。みなさんは自分の太ももを触っていただくと，そこそこの筋肉があるんじゃないでしょうか。みなさんこの会場まで自身の体重を支えて，歩いて来ているんです。人間の筋肉量の大半は下肢に集中していますが，その筋肉が必要なんです。

表　原因によるサルコペニアの分類

一次性サルコペニア	加齢によるもの
二次性サルコペニア 　活動に関連 　　寝たきり、活動量の減少が原因 　疾患に関連 　　炎症を伴う疾患、心不全、慢性呼吸器疾患、 　　慢性腎臓病、悪性腫瘍などによるもの 　栄養に関連 　　低栄養によるもの	

なんでその筋肉が減っていくのか。やはり一番の原因は年齢・加齢らしいです。一般に何歳くらいから減ると思いますか？　だいたい40歳から減ってくるといわれています。また、足腰が弱ったなぁと実感するのは50歳くらいみたいです。加齢には気をつけてくださいね。加齢以外のファクターとしては、低栄養と炎症が関係します*。

低栄養というと、少し昔の教科書にはマラスムス型とクワシオルコル型に分けると書いてありました。それだけが低栄養だと思っていると、もう古いんです。昭和な感じなんです。いまは高齢者の低栄養は、サルコペニア、カヘキシア、フレイルティと、多彩な病態をとることがわかっています。

海外の教育セミナーなどでは、低栄養の分類にはジェンセン（Jensen）が提唱したものを使います。この分類では、飢餓による低栄養は別に扱います。注目すべきは疾患とそれに伴う炎症。炎症が非常に強いタイプ――敗血症とか大きな手術をしたとか、脳血管障害の急性期とか、頭部外傷、熱傷などです。炎症がものすごく強いので、体重もドンドン減って、それに見合った栄養サポートをしないと低栄養になってしまうんです。

ただ、強い炎症が半年や1年続くということはまずありません。だから、ある一定期間、集中的に栄養サポートしてあげればよいのです。

実際には患者の大多数は、慢性的に弱い炎症が続くタイプです。

*Cruz-Jentoft AJ, et al：European consensus on definition and diagnosis：Report of the European Working Group on Sarcopenia in Older People. Age Ageing, 39（4）：412-23, 2010.

たとえば高齢者で肺炎をくり返す、あるいは尿路感染症が慢性化してしまった方とか、自己免疫疾患・がん・COPDのある方などですね。治る可能性の低い慢性疾患の場合は、患者さんが生きている限り、低栄養のリスクも続くということです。なので、ある期間だけ栄養サポートしてあげればよいってことではなく、つかず離れずサポートを続けてあげないといけないんです。とくに高齢者はこのタイプが多いです。

筋肉について

サルコペニアのカギを握るのは「筋サテライト細胞」です。

これは、筋肉が壊れたときに修復するはたらきをします。筋肉のまわりは細胞がうようよしているんです。このような細胞を取ってきて培養すると筋細胞や脂肪細胞になることがわかってきています。最近面白い研究がありました。ネズミからこの細胞を取って培養すると、若いネズミからとった細胞は筋肉がしっかりできるのですが、歳とったネズミから取った細胞は筋肉を作る能力が低くて、脂肪を作ってしまうんです[*1]。

高齢者は、ただ単に栄養をたくさん摂ればよいということではないということですね。

経腸栄養もそうですが、エネルギー量をたっぷり入れれば筋肉が減らないかというと、そうではありません。むしろ逆に脂肪ばかり増えてしまって、体重は増えたけどADLが

*1 Huang SC, et al：Mechanical strain modulates age-related changes in the proliferation and differentiation of mouse adipose-derived stromal cells. BMC Cell Biol, 11：18, 2010.

下がった、ということになってしまいます。

筋肉を守ろうと思ったらビタミンDも必要です。

骨にビタミンDが必要なのは知られていると思いますが、実は筋肉にもビタミンDだったんです。日本の研究で、高齢女性の17・7％にビタミンD不足が認められました。ビタミンD不足があると、転倒のリスクが高くなり、しかも1回だけでなく、くり返し転倒している人が多いことがわかったんです。転倒すると骨折して寝たきりになってしまいます。またビタミンDが不足した方は、握力も歩行速度も落ちている。まさしくサルコペニアということが証明されました[*2]。

オーストリアでは、施設入所している方の93％がビタミンD不足でした。日本の高齢者施設で調べると約80％の方でビタミンDが不足しているようです。先ほどの日本の17・7％というのは元気な方のデータで、入院患者や入所者、訪問診療を受けている方、通院されている方でいくつもの病気がある方などは大部分がビタミンD不足です。気にかけてくださるとうれしいです。

最近は、体型はぽっちゃりしているのに、筋肉は減ってしまっている「サルコペニア肥満」が問題になっています。サルコペニア肥満の人と、ただの肥満の人を比べたところ、

*2 Suzuki T, et al：Low serum 25-hydroxyvitamin D levels associated with falls among Japanese community-dwelling elderly. J Bone Miner Res, 23（8）：1309-17, 2008.

サルコペニア肥満の人は有意にインスリン抵抗性*が高いということがわかっています。つまりインスリンが出ても効かない状態。インスリン抵抗性は、生活習慣病のリスクが非常に高い状態としても知られていますが、サルコペニア肥満とも関係しているんです。

ですから、高齢者の低栄養は飢餓による、という考え方だけで押し切っていくとたいへんなことになってしまいます。また、高齢者と一般の成人もインスリン抵抗性の有無などでその背景が大きく違ってきます。

高齢者の病態をきちんと把握して栄養ケアをしていく必要があります。

フレイルティ

フレイルティ（脆弱性、Frailty）は、高齢者の運動能力低下・転倒・骨折のリスクを表現する言葉です。コロンビア大学のリンダ・フリード教授が提唱しました。このフリードの定義は、次の5項目のうちで3項目以上当てはまると、フレイルティに該当するというものです。

❶体重が1年で4・5kg以上減少。意図的にダイエットしなくても減っている。

❷自己評価で疲労感がある。

*インスリンは血糖を下げるホルモン。インスリン抵抗性はインスリンが出ても血糖が下がりにくい状態で、生活習慣病の原因と考えられている

❸活動量が減っている。庭の手入れをしなくなったとか、買い物に行かなくなったなど。
❹歩行速度の低下
❺握力の低下

ここでも歩行速度と、握力の低下が出てきます。この2つはサルコペニアの診断にも必要です。高齢者のケアをやろうとしたら、この2つは必須ということになるかもしれません。病院でなくても計測できますし、無料でできます。

フレイルティ、サルコペニアと低栄養はお互いにオーバーラップします。

低栄養の人は筋肉も減っている可能性があります。転倒・骨折のリスクもある（フレイルティ）。2つないし3つを合わせもっている人も少なくないということです。

また、この3つには因果関係があります。

低栄養だと↓筋肉が減る↓転倒・骨折のリスクも上がる↓骨折すると↓痛みで食欲も低下する↓さらに低栄養が進行する↓手足の筋肉だけでなく、嚥下などを行う筋肉も減る↓肺炎を発症し入院。どれか1つが悪くなるとほかも悪くなり、行き着く先は悪循環。どこかで悪循環を断ち切らなければいけないんです。

では、どこでこの悪循環を断ち切れるのでしょう。

筋肉が減らないようにする？　それ、そんなに簡単にできますか？

転倒・骨折しないようにする？　24時間、３６５日、監視して転ばないようにするんですか？

唯一実際にできることは、栄養をしっかり摂って、低栄養を改善すること。そして、栄養状態が改善されると↓筋肉が減らない↓転倒・骨折が起こりにくい。そのぶん、高齢者が残りの人生をいきいきと生きていけるような身体を護る、そうしたよいサイクルに変えていくことが重要なんだと思います。

栄養には、まだまだ私たちが知らないパワーがいっぱいあると思います。

その力をみなさんとともに共有して、超高齢社会の利益につなげていけたらなと思っております。

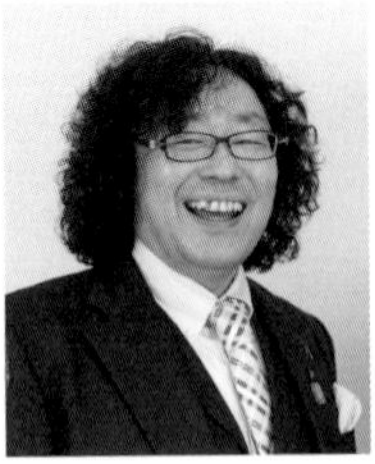

よしださだお　１９６７年生まれ。筑波大学医学専門学群卒。筑波大学附属病院、筑波メディカルセンター病院を経て２０００年廣橋第一病院（副院長）。訪問診療・在宅医療にも携わる。２００４年沖縄県移住。２０１４年金城大学客員教授。２０１８年ちゅうざん病院副院長。全国各地で唯一無二の評判で知られる講演（ライブ）活動を展開している。
著書『高齢者を低栄養にしない20のアプローチ　事例でわかる基本と疾患別の対応ポイント』（メディカ出版、２０１７年）・『認知症の人の摂食障害　最短トラブルシューティング』（医歯薬出版、２０１４年）等。
https://ja.wikipedia.org/wiki/吉田貞夫

Key message II-5

栄養がわからなければ、目の前の人に
どんなリハビリテーションをしたらいいか
わかるわけがない。
栄養はリハのバイタルサインだと
私は考えています。
栄養がわからない者に、機能改善リハを
やる資格はないと思っています。

II-5 リハビリテーション栄養

若林 秀隆
横浜市立大学附属市民総合医療センター

2015年9月18日 at ラーニングスクエア新橋

リハビリテーション栄養とは何か

リハビリテーション栄養、略して「リハ栄養」というのは、スポーツ栄養のリハビリテーション版です。栄養管理をしっかりやることで、障害者や高齢者の方のパフォーマンスをどうやったら最大限引き出せるかという考え方です。

リハビリテーションの世界でいうパフォーマンスというのは、国際生活機能分類の心身機能と身体構造、活動、参加の3つです。この3つを栄養管理の力でどうやったらより高くできるかを考えるということです。

低栄養は、嚥下障害や筋力低下、サルコペニアなどの原因になりますし、ADL低下の原因にもなりますし、社会参加できない一因にもなります。ですから、栄養改善することで、心身機能と身体構造、活動、参加をより改善することができるんじゃないか、実際できます、というのがリハ栄養の考え方になります。

高齢者で低栄養の方がどれくらいいるのかをＭＮＡ*で調べたレビュー論文があります。病院に入院している高齢者は４割近く、リハビリテーション施設にいる方は５割ぐらいが低栄養といわれています。ここでは在宅では６％となっていますが、これは健常高齢者を含んだ数字です。要介護や障害のある高齢者に限定してみれば、３～５割程度は低栄養の方がいらっしゃるはずです。つまり障害のある場合には低栄養の方が多いのです。これは、肢体、いわゆる手足の障害であれ、認知症やうつ病といった精神面の障害であれ、社会面の障害であれですね。

どうして、リハを処方されている人にはこんなに低栄養の方が多いのでしょうか？

理由は３つあります。まずその１つ目は、その病気になりやすい方というのは、そもそも低栄養の方が多いのです。リハが必要ということは、骨折だとか脳卒中だとか、もしくは肺炎で入院して廃用症候群になったとかなんらかの基礎疾患があって、その結果として障害が起きているわけです。低栄養の方は転びやすい、骨折もしやすい、免疫力が低いので、感染症にもなりやすい、入院しやすいわけですね。そもそも、入院を要する疾患になる方は病気になる前から低栄養の方が多いです。

*Mini Nutritional Assessment
簡易栄養状態評価法

2つ目の理由は急性期病院での栄養状態の悪化。在宅では、何とか歩いて、何とか口から3食摂っていて、一応、要支援とか要介護1、2ぐらいではあるけれども在宅で過ごせていた方が、急性期病院に入院して帰ってきたら、なぜか寝たきりになって胃ろうや経鼻経管がついていたという経験はありませんか？

これは、1つには病気による悪化によるものです。たとえば、肺炎などの感染症になると炎症が起こります。熱も39度とか40度とか出ることがあります。熱がすごく出ると、人というのは自分の筋肉をどんどん壊して分解して、体の中でエネルギーを作り出して病気と戦うんです。すごく強い炎症だと、人の体は1日に1キロ、自分の筋肉を分解します。当然、筋肉量が減るわけですね。これが、低栄養、サルコペニアの要因になります。

もう1つが、急性期病院でのずさんな栄養管理。医原性の低栄養、医原性のサルコペニアが原因です。たとえば誤嚥性肺炎で急性期病院に入院すると、しばしば禁食で末梢静脈栄養、1日300キロカロリー以下で、1週間、2週間栄養管理されるんですね。みなさん、もしよかったら1週間、2週間ポカリスエット®やアクエリアス®だけで、生きてみてください。そういうことを病院に入院するとさせられるわけですね。確実に痩せます。これが医原性低栄養ということになります。入院当日からちゃんと栄養管理してくれればいいのに、水と電解質、少量のブドウ糖しか点滴しないで、1～2週間、過ごしてしまう。

こういうのを俗に「**水栽培**」と呼んでいます。

3つ目の理由はリハ病棟での栄養管理の影響です。リハの専門病院では、だいたい毎日がんがんリハします。痩せていようが、食事を食べていようがなかろうが、週7日3時間はやります。この回復期リハ病院での常食について、いろんな人に聞いてみました。常食の上限が1600キロカロリーっていう病院がざらにあるんですね。わたしの病院の上限は2400キロカロリーです。ひどい病院は1400キロカロリーなんてところもあるんですね。1400キロカロリー以上の食事は誰にも出さない。でもリハは毎日3時間がんばる。そうすると、リハの運動によって500キロカロリーとか、場合によっては1000キロカロリー近く消費することもある。

どうなりますか…確実に痩せますよね。入院中に全員もれなく痩せる。

こういったところを「ダイエット病棟」と私は呼んでおります。確実に痩せます。そんな状態でリハしてるから、最高のパフォーマンスを引き出すことができずに在宅に帰ってきます。在宅ではリハの量が減る。ただ、栄養管理をしっかりする…すると、めきめき状態がよくなる方がいらっしゃるんですね。だから、リハ病院でもここまでだったから、これ以上よくならないなんて決して思わないでくださいね。逆にリハ病院に行ったから改善しなかった、というケースが高齢者の場合にはあるんです。

栄養管理・状態の評価

リハビリテーションには栄養管理が必要です。

リハ栄養のアセスメント、評価のポイントは、まず、栄養障害、嚥下障害、サルコペニアがあるかないか。そして大事なのが予後予測ですね。目の前の方の栄養状態が、いまの栄養管理と全身状態で今後よくなりそうなのか。悪化しそうなのか。維持できそうなのか。

在宅の場合にはおそらく炎症が強い状態の方は多くないと思いますので、栄養管理、エネルギー摂取量と消費量のバランスでみればいいと思います。これがプラスマイナスゼロだったら栄養状態を維持できるし、攻めの栄養管理している状態だったら栄養管理が必要だと。明らかに消費量より少ない摂取量だったら悪化しそうだっていうように、エネルギーバランスで考えていきます。

そのうえで訓練内容、たとえば目の前の患者さんに筋トレをするかどうか、どんどんリハをがんばるかどうか判断をするわけです。今後、栄養状態が悪くなる人、たとえば「水栽培」の人ですね。もしくは39度、40度と熱があってCRPでいうと2桁とか高度な炎症がある方。もしくはがんなどで終末期の方。こういった方は今後、栄養状態が悪くなっていくわけです。そういった方にがんがん筋トレする、がんがん歩かせる…筋肉、筋力、持久力つくと思いますか？　つくわけがないです。栄養状態が悪化することで、筋肉、筋力も持久力も落ちます。だから栄養状態が悪化する人に機能改善目標のリハは禁忌です。やってはいけないんです。

栄養がわからなければ目の前の人にどんなリハしたらいいかわかるわけがない。だから栄養はリハのバイタルサインだと私は考えています。

栄養がわからない者に、機能改善リハをやる資格はないと、私は思っています。

リハと栄養をセットで

低栄養の原因は大きく分けると3つあります。❶飢餓、❷侵襲、そして、❸悪液質です。

❶飢餓というのは、食事の摂取量が少ない、エネルギーとタンパク質量が不足することによって痩せてくるものですね。たとえば拒食症のガリガリに痩せた女性などはその典型ですが、先ほどの、いわゆる医原性の低栄養、医者のずさんな栄養管理による低栄養も飢餓に含まれます。

❷侵襲というのは、急性炎症によるものですね。先ほど説明したとおり、強い炎症があ

ることで、筋肉がどんどん分解します。それによる低栄養です。具体的には、急性の感染症や手術、骨折、外傷などによるものです。

❸悪液質は、慢性の炎症や慢性臓器不全による低栄養です。具体的には、がんや慢性心不全、腎不全、肝不全、呼吸不全といった慢性の臓器不全、関節リウマチなどの膠原病、結核などの慢性感染症などです。

低栄養の原因によって、リハの効果も変わります。たとえば低栄養の原因が飢餓なら、十分な攻めの栄養管理をしながら、リハをすれば必ずよくなります。必ずよくなります。侵襲の場合は、炎症が強い異化期か、炎症が落ち着いてきた同化期かによって、リハの効果も大きく変わります。ざっくりいうと、CRP5以上が異化期、3以下が同化期ですけども、同化期であれば攻めの栄養管理とリハでよくなります。在宅では、おそらく侵襲のない人、あっても同化期のレベルという方のほうが多いんじゃないかと思います。

悪液質に関しては、早期であれば改善の余地がありますが、終末期・ターミナルケアであれば、当然のことながら改善は難しいということになります。

当院の廃用症候群の方の低栄養の原因を調べたところ、飢餓が44%、侵襲が83%、悪液質が30%でした。ここでの飢餓というのは、基礎エネルギー消費量より、エネルギー摂取量が少なかった方。つまり、明らかに今後、栄養状態が悪くなる人が、44%もいたんですね。その人たちに筋トレしたって、当たり前ですが、筋肉がつくわけがありません。退院時のＡＤＬ自立度が低い状態で在宅に帰っていくわけですね。なおさら在宅でも引き続きの栄養改善、そしてリハの継続が求められるということになります。

そうすると、リハと栄養改善セットでやったらもっとよくなるんじゃないかという仮説が出てきます。実際、急性期リハ、高齢者施設、回復期リハ病棟などで、栄養改善の介入効果を評価した研究がいくつもあります。いずれも栄養介入することにより、栄養状態やＡＤＬが改善することがわかってきています。

栄養ケアなくしてリハなし、栄養はリハのバイタルサインというリハ栄養の考え方、これは在宅においても、やはり重要だろうと思っております。

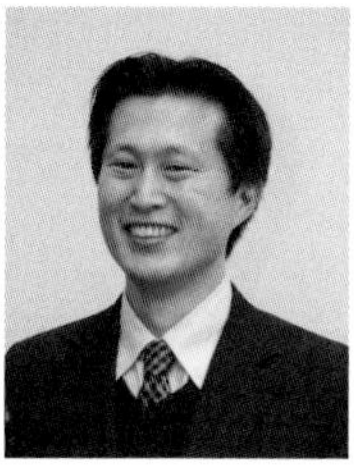

わかばやしひでたか　1970年生まれ。横浜市立大学医学部卒業，東京慈恵会医科大学大学院医学研究科臨床疫学研究部卒業。横浜市立脳血管医療センター（当時）、済生会横浜市南部病院等を経て、2008年より現職。日本リハビリテーション栄養学会理事長、日本サルコペニア・フレイル学会理事。
編著書『リハ栄養からアプローチするサルコペニアバイブル』（共編、日本医事新報社、2018年）・『サルコペニアを防ぐ！　看護師によるリハビリテーション栄養』（共編、医学書院、2017年）・『高齢者の摂食嚥下サポート　老嚥・オーラルフレイル・サルコペニア・認知症』（新興医学出版社、2017年）等多数
Blogリハビリテーション栄養・サルコペニア（筋減弱症）
http://twilog.org/HideWakabayashi

Key message II-6

そのドアを開けてそこにいたのは、寝たきりの高齢者や重度障害、終末期（ターミナル）の方でした。

私ははじめて勘違いに気づいたんです。若くて外に出られる人たちだけを見て、勝手に、若くて元気な街だと思ってたんだ。

あのドアの向こうにそういう人がいるんだって、はじめて気づいたんです。

II-6

口腔ケアと食支援
食べること 生きること
最期まで食べられる街づくり

五島 朋幸
ふれあい歯科ごとう代表
2015年10月2日 at 三井記念病院

「若くて元気な街」のドアの向こう

結婚して2年目の夏、自宅でテレビを観ていたんです。土曜日の夜で『家に帰りたい 在宅医療の今』というドキュメンタリー番組をやっていました。主人公は内科医でした。ああ、そういうことをする医者もいるんだなあというふうに、普通に眺めてたんです。私は、いまも当時もそうでしたけども東京都新宿区民です。新宿区戸山町のアパートに当時住んでいて、早稲田の駅から飯田橋駅前にある日本歯科大学附属病院の補綴科というところに通っていました。補って綴るとは、つまり入れ歯です。

入れ歯の専門講座。私は、毎日入れ歯を作ったり直したり、顎関節症の勉強をしたりという日々を送っていました。番組でその内科医が活動されていたのが、まさに新宿だったんですよ。だから、夫婦でテレビを観ながら「あれ、あのスーパーの裏だよね」とか、「あのアパートの上じゃないの」とか身近なことを言い合ってました。そこで、1つショックなことに気づきました。

新宿区戸山町というのは「若くて元気な街」だと、ずっと思ってたんです。その戸山町のアパートを出てから大学に通うのに、具体的には早稲田の駅に向かうルートとして戸山公園や早稲田大学のキャンパスを突っ切りながらでしたので、道で行き交うのは誰かというと、公園で過ごす若いお母さんと子どもたちや少年野球やサッカー団、あとは都立戸山高校の高校生や早稲田大学の元気な連中です。ところが、この内科の先生が入っていった戸山ハイツというアパート、大きな団地です。私も毎日見ているその場所に、そのドアを開けてそこにいたのは、寝たきりの高齢者や重度障害、終末期（ターミナル）の方でした。私ははじめて勘違いに気づいたんです。

若くて外に出られる人たちだけを見て、勝手に、若くて元気な街だと思ってたんだ。あのドアの向こうにそういう人がいるんだって、はじめて気づいたんです。

この内科医と、この放映の1か月後に実際にお会いする機会がありました。その後4日ほど在宅医療に同行させていただいて、のべ15件程の患者さんのお宅にお伺いすることになりました。ところが、こうして私がはじめて伺った在宅医療の現場に歯科のニーズはなかったのです。全然なかったのです。ゼロです。何でだと思いますか？

当時の、いわゆる「寝たきり」の高齢者は全員、入れ歯を外されます。それでも食べられる物だけ食べます。それが食べられなくなったらミキサー食にして食べます。それもだめだったら鼻からチューブ、それでだめだったら…死ぬ。それだけの世界だったんです。

入れ歯なんて入院などして1週間外していたら、もう入るわけがないんです。総入れ歯だったらもうガッタガタです。体重が1kg落ちたらそれでガッタガタにずれるものなんです。部分入れ歯なんて、歯が1本ピッって動いたらもう入らないんですよ。

その人が退院したあと、かかりつけの歯科医のところで入れ歯を直してもらえれば、また使えるようになります。ところが、そのまま寝たきりになった人は、入れ歯なし生活です。それが現実だったんですね。それが、めっちゃくちゃ悔しかったんです。

だから、「私が入れ歯を入れに行きます」と、この医師に宣言して始めたのが、私たちの訪問歯科診療のスタートになりました。1997年11月、最初の日曜日でした。

口腔ケアの3つの意義

口腔ケアには3つの意義があります。

❶口腔内細菌を除去するということ。
❷口腔周囲組織を刺激するということ。
❸「口腔ケア」ですから、口腔清拭、口腔清掃、口腔消毒ではなくて、「ケア」そのものをすることです。

口腔内には、常在菌といわれているものが絶えず約300種類、数千億個います。これはノーマルな数字です。口は実は、細菌培養に適した環境です。培養に適しているということは、どんどんその中の細菌は増えていくということです。で、どんどん増えたらこの数字になるわけです。どんどんどんどん増えて、どこかでガクっと減る。平均するとこんなもんでしょうねっていう値です。増えるのは仕方がないんです。細菌培養しているんですから。じゃあ、どこで、日常的にがくっと落ちるか、です。

当たり前の話ですが、しっかり歯ブラシをして、ゴシゴシ、ブクブク、ぺっです。これで確実に細菌は落ちます。ところが、日常的に口腔内の食べ物のカスを落としていくために最も効果的なのは、この動作ではありません。

しっかり口を機能させて唾液で消化していくことのほうが、明らかに細菌は減ります。たとえば1か月間、歯を磨くのをサボったり忘れたという場合でも、みなさんが想像されるようなガビガビの状態になったりはしないのです。多少臭いが出たり血が出やすかったりしますけど。それはなぜかというと、口が機能して唾液が分泌され続けているからです。

問題は口が「機能してない」人です。そうした人は、口腔内細菌がさらに増えて1兆個というような数になってきます。かつては、病棟にいたら「あ、先生（口腔ケアしなくても）大丈夫。その人食べてないから」と医師から散々言われました。でも10年前ぐらいからピタッとなくなって、口腔ケアが広まってきたなあと実感してましたら、たまに出会うので驚かされます。

「食べてない」＝口が機能していない人だから、口腔ケアが必要なんです。

「最期まで口から食べられる街、新宿」をめざして

私は口腔ケアも誤嚥性肺炎も摂食嚥下障害という言葉も大学で習わずに卒業しました。だから、現場で学んだんです。口腔ケアを、摂食嚥下障害の訓練をしっかりやっていこう。これが訪問歯科なんだってやり続けてきました。そんななかで少し名前が知られるようになって天狗になっていたときに、あるご家族に言われました。

「先生ありがとうございます。先生が2週間に1度来てくださって、主人にゼリーを食べさせてくれる。それだけが主人の生きる喜びなんです」

ガーンとなりました。その人の生活なんて何も変わってなかったんですよ。私が訪問し

て、調子を診て、姿勢を整えて、こんな状態の物をこれぐらいの量で、こうやって食べさせる。私にだけそれができたって、患者さんの周囲の人が誰もできてなかったんです。だから生活が全然変わってなかったんです。

そうか、これが歯科の、歯科だけでやる限界なんだと思いました。じゃあ、食べるということを地域の多職種で支えられるようがんばっていこうと思うようになりました。

いま、「食べることを地域で支える」ということをモットーに活動をしている最中です。「食支援」という活動なんですが、私たちでその定義を作りました。

「本人、家族に口から食べたいという希望がある、もしくは身体的に栄養ケアの必要がある人に対し、適切な栄養管理、経口摂取の維持、食を楽しんでもらうことを目的としてリスクマネジメントの視点をもち、適切な支援を行なうこと」

とくに、適切な栄養管理、経口摂取の維持、食を楽しんでもらうこと。これが食支援の目的です。それを具体的に項目に落とし込むと、全身の管理、栄養管理、口腔環境整備、口腔ケア……ずらっと出てきます。これらを病院や施設では多職種が役割分担をしてやっています。問題は、その人が地域に戻ってきたとき、誰が何をするのかということです。

1人で全部できるという職種はありません。やらなければいけないことはたくさんあるけど、1つの職種だと、できるケアが虫食い状態になるでしょう。支援者側で、誰かと誰かが結びつかないと、食支援はできないってことです。だから新宿区では「新宿食支援研究会」、略して新食研を立ち上げました。焼肉のたれは作りません。「最期まで口から食べられる街、新宿」というのが私たちの大きな目標です。そのために、最初に3つの活動目標を作ったんです。

❶介護職――ヘルパーさん、ケアマネさん、デイサービスの職員さんといった介護関連職みんなの、食に対する意識の向上です。

❷地域のネットワークづくり。

❸絶対にやらなければいけないのは、結果を出さないやつらが、地域で何をやっても認められないので、とにかく「結果を出すチーム」を作る。

これが、私たちの3つの目標です。いまは22職種、100人近いメンバーが活動しています。新宿区の人口は33万人です。老年人口は6万6214人です。摂食嚥下障害をもった高齢者っていうのがなんと16％というデータ*があるんですね。ということは、新宿区内だけで摂食嚥下障害のある高齢者はなんと1万人以上いるってことです。1万人の高齢者を、私たち100人くらいでは到底守れないんです。だから地域の中で困っている人を「見つける人」、それを適切な人に「つなぐ人」、そして「結果を出す人」が必要です。

*千葉由美，山脇正永，戸原 玄，他：全国における摂食・嚥下障害高齢者と関連症状の発生率に関する検討．日本摂食・嚥下リハビリテーション学会雑誌，11（3）：249，2007．

見つける人、人につなぐ人、結果を出す人。見つける、つなぐ、結果を出す。見つける、つなぐ、結果を出す。見つける、つなぐ、結果を出す。これを地域の中に、無限に作り出す。これが、街づくりです。専門職だけでやりましょう…というような規模の話ではないんです。私たちは最期まで口から食べられる街をつくりたい。

口腔ケアは、口をケアすることではなく、口を通じてケアをすること。私はプロとして口腔ケアをしっかり浸透させるし、実践をしていきたいと思っています。

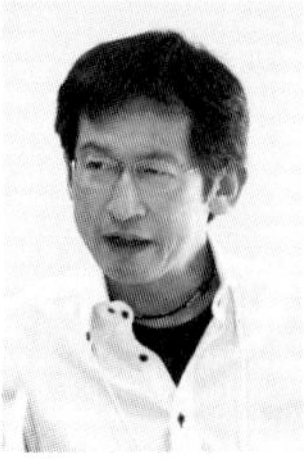

ごとうともゆき　1965年生まれ。日本歯科大学歯学部卒業、1997年からから訪問歯科診療開始。取り組む。2003年よりラジオ番組「ドクターごとうの熱血訪問クリニック」のパーソナリティー。日本歯科大学歯学部非常勤講師、日本歯科大学東京短期大学歯科衛生士科非常勤講師、慶應義塾大学大学院非常勤講師等。著書『訪問歯科ドクターごとう①　歯医者が家にやって来る!?』(大隅書店、2016年)・『愛は自転車に乗って　歯医者とスルメと情熱』(一橋出版、2007年/大隅書店新装版、2014年)等多数。
ふれあい歯科ごとう
http://www004.upp.so-net.ne.jp/GOTOH-Dental/

Key message II-7

摂食嚥下障害、とくに誤嚥性肺炎をどうにか予防したい。

誤嚥性肺炎を予防できればその人のＱＯＬは少なからず保てるのではないかと思います。

II-7 高齢者の肺炎と口腔機能を考える

前田 圭介
玉名地域保健医療センター摂食嚥下栄養療法科内科医長・NSTチェアマン

２０１６年９月７日 at ラーニングスクエア新橋

誤嚥性肺炎に対する誤解

肺炎は日本の死亡原因の3位になっています。この亡くなっている人たちは、75歳以上の高齢者ばかり。肺炎になるのも高齢者が多いのですが、肺炎で亡くなるのも高齢者が多い。とにかく高齢者の肺炎は、予防しなくてはいけないというのがおわかりかと思います。高齢者は肺炎を起こすと、そこからドミノ倒しのようにその人の人生が変わっていきます。摂食嚥下障害、とくに誤嚥性肺炎をどうにか予防したい。誤嚥性肺炎を予防できればその人のＱＯＬ（クオリティ・オブ・ライフ）は少なからず保てるのではないかと思います。

高齢者肺炎の８割は誤嚥性肺炎だという日本のデータ*もあります。外国では高齢者肺炎の９割は誤嚥性肺炎だというデータまであります。

*Teramoto S, Fukuchi Y, Sasaki H, et al：High incidence of aspiration pneumonia in community- and hospital-acquired pneumonia in hospitalized patients：a multicenter, prospective study in Japan. J Am Geriatr Soc, 56（3）：577–79, 2008.

高齢になったから誤嚥して肺炎になるのでしょうか。そうではありません。

実は、元気な私たちも日ごろから誤嚥しています。

若い人たちを対象に、ラジオアイソトープ（ＲＩ）の放射線の同位元素を使って、寝ている間に口の中にあったものが肺の中に入っているというのを検出した研究があります。嚥下造影検査で、嚥下障害も誤嚥もないと診断された人も、28％に食事中の誤嚥を検出したという研究もあります。私たちは毎日のように誤嚥はしている。だけど、高齢者は誤嚥性肺炎になって、私たちは誤嚥性肺炎にはならない。

つまり、誤嚥性肺炎は、嚥下障害だけで発症するのではありません。個体の「抵抗力」と誤嚥したものの「侵襲性」のバランスで決まるのではないかと考えられています。

個体の「抵抗力」とは、つまりその人の免疫力と喀出力です。高齢者が誤嚥性肺炎を多く発症するのは、おそらく、免疫力の低下だけでなく、喀出力にも問題があるのではないかと思います。肺に入ったもの、または気管に入ったものを喀出する能力、その気管に入ったものを検知してむせて出すような感度、またはむせて出す力、または粘膜の線毛で自動的に気管内の物質を咽頭に上げてくる機能が高齢者では落ちている可能性があります。口腔内の乾燥や不衛生などに加えて、寝たきり、低栄養、そしてサルコペニアなどがリスク因子となります。

誤嚥したものの「侵襲性」とは、何を誤嚥したのか、どれくらい誤嚥したのかによります。口腔内細菌の増加や口腔機能・嚥下機能の低下、胃食道逆流症や便秘、不適切な食形態や食事の姿勢、薬の作用などがリスク要因として挙げられます。これらのリスクへの対応は、実は在宅医療のエッセンスのすべてですよね。適切にケアが行き届けられれば、在宅医療が入っている高齢者は、おそらく誤嚥性肺炎を予防できるはずです。

摂食嚥下から考える

摂食嚥下の運動は、まず大脳皮質から「食べ物を噛もう」とか「飲み込もう」といった指令がくる。それを大脳基底核で調整しながら、延髄にある嚥下パターン形成器が「ごっくん」という嚥下運動を出す。これが「アウトプット」のメカニズムです。

中枢神経から嚥下運動を出す筋肉に対してのアウトプット、摂食嚥下運動ではこればかりが強調されますが、実はこれを調整しているのが「インプット」＝喉頭咽頭口腔の感覚情報。つまり、口腔内または咽頭喉頭の感覚、触覚とか味覚、嗅覚、痛覚。

これらが延髄の嚥下パターン形成器にも影響しますし、大脳皮質にもフィードバックしてアウトプットを調節している。つまり、摂食嚥下運動には、インプットとアウトプットの両方が重要なのです。

ただ、高齢者の誤嚥性肺炎の要素を考えると、この説明だけだとちょっと物足りません。

摂食嚥下の「ごっくん」という動きは全部筋肉でやっています。高齢者は、この筋肉自体に何らかの変化が起こっている。それを私は「フィジオロジカル（生理学的）な変化」と言っています。嚥下機能は問題ないんだけれども、嚥下に関連する筋肉そのものに生理学的な問題を抱えている、それが高齢者なのではないかと思います。この生理学的な変化に対するケアや介入というのが、誤嚥性肺炎を予防するために重要なのではないかなと思います。

私たちがものを食べて、咀嚼して舌で食べ物を喉の奥に送り込んで、ごっくんとしようとする動きには多くの筋肉が関わっています。内側で一番大きいのは舌ですね。舌だけではなく、咽頭筋という薄い筋肉も上から下までつながってそれが絞り出すような動きをします。そして外側の筋肉、喉頭を挙上するような動きをする筋肉があります。内側にも外側にも筋肉があるんです。高齢者はとにかくこの「筋肉」で変化が起こる、それをサルコペニア[*1]といいますね。

食べる機能へのサルコペニアの関与もいくつか証明されています。例えば、

❶舌の厚みは上腕筋量と相関している。

つまり全身のサルコペニアがあれば舌もサルコペニアだろうという研究結果[*2]があり

*1 II–4（106頁）参照

*2 Tamura F, Kikutani T, Tohara T, et al : Tongue thickness relates to nutritional status in the elderly. Dysphagia, 27（4）: 556–61, 2012.

ます。また、これは私の研究で恐縮なんですが、

❷舌の力も骨格筋量と相関している。

サルコペニア高齢者は舌の力も落ちているだろうということです。そして…、

❸咀嚼力、噛む力もサルコペニアと相関している。

すべて日本人のデータなので、私たちが日本の在宅医療に関わるには根拠となる研究だと思います。つまり、脳卒中のように、中枢神経からのアウトプットの間に障害があるような嚥下障害とは違って、高齢者が引き起こす摂食嚥下障害には実は機能的な変化の前に生理学的な変化があって、生理学的な変化が機能的な変化を引き起こしている可能性があるのではないかということです。この嚥下筋のサルコペニア、サルコペニアの摂食嚥下障害、その要因としては、低栄養、身体機能の低下、筋肉量の低下、握力の低下、栄養摂取量の減少、禁食、認知機能の悪化、老嚥などがあると考えられます。これは、誤嚥性肺炎のリスク因子にかなり似ていますね。

誤嚥性肺炎の予防とは、実は「サルコペニアの嚥下障害対策」と考えてよいのではないかと思います。

サルコペニアの嚥下障害対策と誤嚥性肺炎の治療

こういうと、難しく感じる方もおられると思うんですが、実は単純。

❶リハビリ　❷栄養管理　❸口腔ケア

この3つの柱に尽きると思います。リハビリ＋栄養管理というのは最近では「リハビリテーション栄養」*という言葉で知られるようになりました。

百崎良先生は6万例という日本人の誤嚥性肺炎の治療データを分析しました。その結果、元々経口摂取をしていた高齢者が誤嚥性肺炎で入院すると、1か月後に4割の人が経口摂取できていなかったということが明らかになりました。日本人のデータです。

DPC（包括評価）病院に誤嚥性肺炎で入院したら、1か月後に4割の人が新たに嚥下機能が悪化しているという事実。これは何が悪いのでしょうか。

在宅医療の現場で誤嚥性肺炎になったら、選択肢は2つです。

*II–5（114頁）参照

在宅医療で誤嚥性肺炎を治療するか、または信頼のできる病院に入院して誤嚥性肺炎を治療するか、です。病院に入院すると、まず誤嚥性肺炎を診断します。そして確固たるコンセンサスが得られているガイドラインどおりの抗菌薬を処方し、それを注射で投与するのが入院での治療です。これはまったく間違っていませんね。ですけれども、この過程で食事を止めて、食事の代わりに点滴をする。点滴からはほとんど栄養が入りません。多くて1日400キロカロリー、下手したら100キロカロリー台。この不十分な点滴を何日間も強いられる高齢者もいます。さらに、ベッド上安静という指示を出してしまう。禁食にして不十分な点滴をしてベッド上安静、そんなガイドラインはありません。

とにかく早期離床が重要です。栄養と早期離床をしっかりすることで、入院した高齢者は自宅退院が増えたり、死亡や身体機能悪化が減ったり、認知機能の低下が減る、ということが証明されています。肺炎、禁食、栄養管理、ベッド上安静。この4つ全部にケアをいき届かせればいいのです。

肺炎に対して的確な抗菌薬治療をする、禁食を避けるために何らかの経口摂取をする、またはもし禁食という指示が出たとしたら、食べ物を使わずに口腔機能をしっかり保つための機能的な口腔ケアを含む口腔ケアをする、そして不十分な栄養管理とベッド上安静を防ぐためにはリハビリテーション栄養をする。これに尽きるのではないかと思います。

食事の場面においては、最も重要なのは食事介助技術です。

食事介助技術に関しては系統だった学問はまだありませんので、それぞれの方々が思いどおりにやっているわけですけれども、ひとつだけ私が思っているヒントを出したいと思います。

健常者は皆、最良の摂食嚥下行動、つまり食べやすく安全な食べ方をしています。ですので、食事介助をするときは、私たちが日ごろ自分にやっていることをそのまま忠実にやればいいんです。自分たち自身が摂食嚥下行動の達人だということを自覚して、ご自身の場面で食事介助をもう一度見直したらどうかなと思います。

注：講演後、コメンテーターとして戸原 玄（東京医科歯科大学大学院医歯学総合研究科高齢者歯科学分野准教授、229頁）、佐々木淳両氏が登壇、ディスカッションが行なわれた。

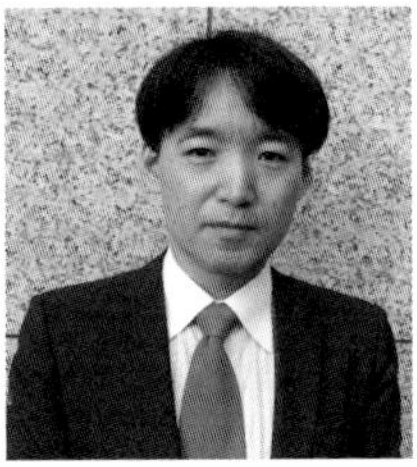

まえだけいすけ 1974年生まれ。熊本大学医学部医学科卒業、同大学院医学研究科卒業。へき地病院、急性期病院、介護施設、回復期リハビリテーション病院等を経て、2011年玉名地域保健医療センター摂食嚥下栄養療法科NSTチェアマン。2017年より愛知医科大学病院緩和ケアセンター／栄養治療支援センター講師。著書『誤嚥性肺炎の予防とケア 7つの多面的アプローチをはじめよう』（医学書院、2017年）等。

リサーチマップ https://researchmap.jp/kskm/

第III部

地域共生社会の学び

Key message III-1

誰にでも訪れる死というものが、
ただ単にお別れでなく、
去っていく人たちは必ず
残っていく人たちに
贈りものをしていく。
その贈りものがあるからこそ残される
人々は、また生きていくことができる。

III-1

私の死生観
ホスピス医24年の経験を通して

山崎 章郎 ケアタウン小平クリニック院長

2015年6月4日 at 医療法人社団悠翔会本部

誰にでも訪れる死というもの

外科16年・ホスピス14年・在宅ホスピスケアに取り組み10年たっているのですが、自らをホスピス医だと意識して取り組んで24年になります。そういう経過のなかで、自分が日々間もなく亡くなるかもしれないと感じながら生きている患者さんや、あるいは、もう間もなく大切な人を亡くすことを感じながらそばにいるご家族とおつき合いをしてきた過程で、自分のなかにある種の確信が生まれるようになってきました。医療技術や知識とは別のもので、人間の生き死にのさまざまな困難な場面においても、なおわれわれがその方たちの生きる力を信じていくことの根拠になっているものです。

それは、誰にでも訪れる死というものが、ただ単にお別れでなく、去っていく人たちは必ず残っていく人たちに贈りものをしていく。その贈りものがあるからこそ残される人々は、また生きていくことができるということです。そういう考えをわれわれがもたずに、先に亡くなっていく人たちと向き合うことはできないと考えています。もし私たち自身が死ぬことをおそれているとしたら、われわれより先に亡くなる人たちはまさに死を体験しつつあるわけですから、その体験しつつある人たちに対して、どういうふうに向き合うことができるのかという疑問への答えでもあります。

そういった死生観をもたなかったら、われわれにできることは、知識や技術の提供だけです。しかし単にそれだけでは、患者さんたちがもっている不安や苦悩を癒すことはできないでしょう。最終的には薬物に頼ることで問題の解決を図るとしたら、目の前の問題の一見した解決にはなりますが、本質的な解決にはならない――。

そういうことを日々感じています。

キューブラー・ロスの言葉

1988年、私がはじめてアメリカのホスピス視察に行ったときでした。20数名のツアーで、エリザベス・キューブラー・ロスさん*といろいろ話すことができたなかで、同

*アメリカの精神科医。『死ぬ瞬間』の著者。『死ぬ瞬間　死にゆく人々との対話』（川口正吉訳、読売新聞社、1971年）、『死ぬ瞬間　死とその過程について』（鈴木晶訳、読売新聞社、1998年）等多数

行者の1人が彼女に質問しました。

「私たちの患者さんのなかには安楽死を望む人がいます。その人にどう向き合えばよいか？」

すると彼女は、

「患者が安楽死を望むのは、それはみなさんのケアが足りないからだ」と言いました。私もそう思いました。その意味を説明するように、それから彼女は私たちに全人的苦痛（トータルペイン　total pain）という概念を話してくれました。死に直面している患者たちが感じる苦痛はいろいろあって、たとえば、がんの患者たちはさまざまな痛みや倦怠感などの身体的苦痛のほかに、日常生活の破綻という苦痛に直面します。そして同時に経済上の問題や家族関係など、社会的な困難にも直面します。身体的・社会的苦痛を感じている患者さんは精神的苦痛にだって直面します。そういったすべてを含む意味あいです。

それからもう1つ、「患者はスピリチュアルペイン（spiritual pain）に直面する」と説明してくれました。このときの通訳は「宗教的苦痛」と訳しました。

それに対し「日本では宗教的背景は濃くない。そう言われ、患者へのケアが足りないと言われても、どうしたらよいのかわからない」という質問が飛んだときに、キューブラー・ロスさんは「何の心配もいりません。みなさんは、身体的・社会的・精神的苦痛のこの3つに誠実に向き合いなさい」と言ったのです。「これができれば4つ目の苦痛は自然と癒されます」と。それを聞いて、それだったらわれわれもできるなと思いました。その3つに向き合うことは可能だからです。だったら私もホスピスに行って仕事ができると思ったわけです。

それから数年後の1991年に、東京都小金井市の桜町病院でホスピスを立ち上げるというので、そこに参加いたしました。

スピリチュアルペインとスピリチュアルケア

おそらく現場にいるみなさんなら、患者さんの「これでは生きている意味がありません。だから早く終わりにしたい」といった言葉に出会ったことはあるでしょう。いろいろな苦悩を訴え始められるとどう対応してよいかわからなくて、医療現場では「少し鎮静剤使いましょう」のような話になってきてしまって、眠らせることによって問題の解決を図ろうとすることもありうるということです。でもそれは本質的な解決ではないし、そうしてしまったら、おそらく医療者も家族もあとで後悔すると思うんですね。

つまり、キューブラー・ロスさんは「自然に癒される」と言ったけれども、具体的にこういう場面に出会ってしまうと、具体的にどう答えたらよいのかという作法は学ばなければならなかったんですね。そこで学び始めました。

村田は森田らの文献[*1]を引用しスピリチュアルペインとは、❶人生の意味・目的の喪失、❷衰弱による活動能力の低下や依存の増大、❸自己や人生に対するコントロール感の喪失や不確実性の増大、❹家族や周囲への負担、❺運命に対する不合理や不公平感、❻自己や人生に対する満足感や平安の喪失、❼過去の出来事に対する後悔・恥・罪の意識、❽孤独、希望のなさ、あるいは、死についての不安、といったさまざまな苦しみであると説明しています[*2]。

なお、村田はスピリチュアリティとは表現しておらず、「スピリチュアルな次元」と表現していますが、私は「スピリチュアルな次元」＝「スピリチュアリティ」と判断しました。ここで私は疑問を感じました。なぜ前記のような状態をスピリチュアルペインと表現するのか、という疑問です。

現代ホスピスの創始者シシリー・ソンダースは、たとえば、がんの末期で死に直面する状態にあるような人は、4つの苦痛（身体的苦痛、社会的苦痛、精神・心理的苦痛、スピリチュアルな痛み）に直面する。それをtotal painと表現しました。この4つの苦痛に向き合わなければダメだと。

人間の苦痛を構成する4つの要素を改めて考えると、身体的苦痛はなぜ生じるのか？　身体があるからです。社会的苦痛は社会があるから。心理的苦痛は心があるから生じるのですよね。では、スピリチュアルペインは？　…こう考えてくれば、スピリチュアルペインが生じるのは、スピリチュアリティがあるからであるといえますよね。

*1 森田達也，井上 聡，千原 明：終末期がん患者の希死念慮と身体的苦痛・実存的苦痛．ターミナルケア，10：177-78，2000.

*2 村田久行：A．スピリチュアルペイン・スピリチュアルケアとは．田村恵子他，編：看護に活かす スピリチュアルケアの手引き，第2版．p.1，青海社，2017.

となると，「スピリチュアリティとは何か」という命題に行き当たりました。

スピリチュアリティの定義から考える

身体・社会・心理はすべて外側から見えます。もう1つのスピリチュアリティは，日常生活からは隠された場所にあり[*3]，根源的な領域にある[*4]のであれば，当然，身体・社会・心理の3つが重なり合う場所にあり，人間存在の核心部分にあって，絶えず自分の本質的部分を支えている，同時に絶えず影響を及ぼしているものと，考えればわかりやすいですね。

私なりにスピリチュアリティを定義してみました。

「人生の危機的状況でも，自分の外の大きなものとの出会いや，内省を深めることによって，その状況における自己の在り様を肯定しようとする機能」

次に，自己について考えました。

レインは「アイデンティティには，すべて他者が必要である。誰か他者との関係において，また関係を通して自己というアイデンティティは現実化される」と言っています[*5]。

*3 村田久行：臨床に活かすスピリチュアルケアの実際　スピリチュアルペインをキャッチする．ターミナルケア，12：421，2002.

*4 藤井美和：死生学とQOL．p.58，関西学院大学出版会，2015.

*5 R.D.レイン，志貴春彦・笠原 嘉，訳：自己と他者．みすず書房，1975.

すなわち――。「他者との関係がなければ自己は存在しない」

では「他者」とは人間だけかと言われたら、自分の外の大きなもの、神仏だけでなく、関わったすべてが自分にとって「他者」です。そうすると、先程の定義をもう少し進められるのです。

その状況における自己と他者との関係の在り様を肯定すること。

自己肯定できない苦痛とは、自己と他者との関係の在り様が肯定できないからです。ここまで見えてくるとケアの方向性が見えてきます。その人にとって大切な他者との関係性を成立できるように支援していくことです。

人が生きてきてどうしようもならない危機的状況においては、何とかして意味を求めようとします。それはいまの自己と他者との関係を見なおしていくということです。そして、そのことによって何とか自己を肯定しようとすること。

人間はそういう機能をもっていると考えたのです。

スピリチュアリティが適切に機能しなければ　自分の外の大きなものに出会うことができなかったり、内省を深めることができなかったりするわけで、ということは、自己と他者との関係性の在り様を肯定できないことが続くということです。つまり苦悩のなかにずっと居続けることになります。

スピリチュアルペインとは、「スピリチュアリティがちゃんとはたらかなかった結果、生じるのである」といえるわけです。

スピリチュアルケアとは

スピリチュアリティのはたらきがわかれば、ケアがわかります。

スピリチュアルケアの1つは、自分の外の大きなものとの出会いの支援です。もう1つは、スピリチュアリティのはたらきである内省を深めることの支援をすればよいのです。宗教的背景をもっていない人間でもできることは、内省を深めることの支援になると思います。内省を深める支援というのは、まさにスピリチュアルケアといってよいものだ、となるわけです*。

ところで、私はよく患者さんにこう聞きます。

「残念だけれども、あなたのほうが私より先に亡くなっていく。私よりも死に近いあなたに質問したいのですがいいですか?」とまず問いかけ、次に、

*ここまでのスピリチュアルペインやケアに関する記述は2015年6月講義時点のものであり、その後さらにブラッシュアップしている。詳しくは『「在宅ホスピス」という仕組み』(新潮社、2018年)第9章「変えることのできない現実で苦しむ人への支援」を参照【山崎補記】

「死んだらどうなると思いますか？」

と聞くのですね。そうすると、結構多くの人が「死んだら次の世界があると思っています」と言われます。「次の世界があるのであれば、もしあちらの世界に行ったら、誰に会いたいですか」という話に広がっていくのですね。当然、会いたい人がいるわけです。

死んだら母親に会いたいとか、おばあちゃんに会いたいとか、いろいろありますよ。みなさんもどうです？　会いたい人がいますよ、きっとね。私も会いたい人がいっぱいいます。そうしたことを考えながら日々を送っているのであれば、そして、こうしたことがうまく話題になれば、「死は終わりではなくて、つながりがあるものだ」となりますし、最後の挨拶は「さよなら」ではなく、「またお会いしましょう」になるのだと、私は思っています。

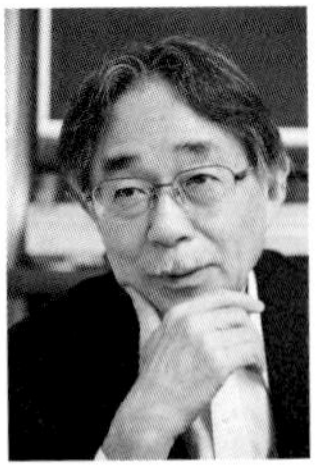

やまざきふみお　1947年生まれ。千葉大学医学部卒業、同大学病院第一外科、八日市場市（現匝瑳市）市民病院消化器科医長を経て、1991年、聖ヨハネ会桜町病院ホスピス科部長。2005年在宅診療専門診療所ケアタウン小平クリニック院長。1991年『病院で死ぬということ』（主婦の友社、1990年）で日本エッセイストクラブ賞受賞。
著書『「在宅ホスピス」という仕組み』（新潮社、2018年）・『続　病院で死ぬということ　そして今、僕はホスピスに』主婦の友社、1993年）・『市民ホスピスへの道　〈いのち〉の受けとめ手になること』（共著、春秋社、2015年）等多数。
ケアタウン小平クリニック　http://caretownkodaira.net/clinic/

Key message III-2

個人の多様性を認めて、患者の自分らしさを追求する医療。それが在宅医療であり、病院医療との違いです。百人百様です。

1人ひとりにとって最善というものが違う、それを追求していくのが在宅医療ではないかと思います。

III-2 多死社会の処方箋　医療と介護のイノベーション

永井　康徳
医療法人ゆうの森理事長

2016年11月11日　at　ラーニングスクエア新橋

医療職の連携はなぜ必要か

日本の医療専門職というのは、医師なら医師、看護師なら看護師というように、単独職種のなかで、自分の能力や質を高めていくことに専心してきたと、私は思っています。それが「これからは、チーム医療で」となっても、ピラミッド型の組織のなかでそれぞれの職種の権限があるため、うまくフラットなチームに切り替えられない。それが従来の医療でしたが、在宅医療ではそうはいかないんですね。そのためのシステムがやっぱり必要になってきます。

そして、連携は必要ですか？　と聞かれたら、医療従事者は皆、必要ですと答えると思うのです。ただ、その思い描く程度はさまざまでしょう。

「患者さんが満足した在宅医療を行なうのに、
最も必要とされる在宅サービスは何ですか?」

私は新入職員には必ずこう質問します。「患者さんが満足した医療を行なう」というのが私たちの目標ですが、在宅医療・介護に関わる専門職サービスはさまざまです。訪問診療・看護・介護、さらに薬剤師、ケアマネジャー、デイサービスなどがありますが、このなかに「本人の生きがい」と「家族の理解と介護」という項目を加えて、どれか大切なものを1つだけ選んでくださいと言われたら、みなさんはどう答えますか。いままで一番多い回答は「本人の生きがい」、次に多いのが「家族の理解と介護」でした。

この質問で伝えたいのは、自分たちが行なうサービスが患者さんにとって一番大切なわけでは「ない」ということです。医者が診療に来るからといって何で時間を空ける必要があるのかと言われたりするかもしれません。その患者さんにとっては診療がそれほど重要ではなくて、一番大事なのは自分の生きがいや趣味、次に家族が大事で、最後のほうに医療のサービスがくる。それが現実です。病院の中では見えにくいことですが、このことが理解できていれば、医療者どうしの連携が絶対必要だと思うはずです。まず本人の生きがいや家族が大事だと思ったら、患者宅に伺ったときに医師は診療だけして帰る、看護師は看護だけして帰るのではない。本人の生きがいや家族のことに思いを馳せて、さまざまに対応しているかどうかをまず考えなくてはならないのです。その患者さんが、自分たちの職種が行なっているサービスだけでは満足した在宅療養生活を送れないと思えば、絶対に多職種での連携が必要であり、チームで支える必要があると痛感するのです。自分たちだけでは無力だと。

そういう思いで皆が関われるようになれば、一気に連携は進んでいくと思います。

在宅医療の開始時に必要なこと

病院で8割の人が亡くなる時代に、自分は退院して家に帰る――。とても不安なことです。病院にいたら医師も看護師もいるし、ヘルパーもいる。食事も食べられるように出してくれるし、安心です。そこから「出る」という不安について、病院の医師や看護師は実際に在宅医療やケアをしていないためにイメージができません。それは仕方のないことです。だからこそ在宅医療側が病院側に働きかけて、患者さんが在宅療養生活をイメージできるようにし、患者さんの不安を取り除くことが大切です。昔は多くの方がご自宅で看取られていたから、医療の24時間対応などなくても家族で看取られていたのですが、いまは不安をなくすために、医療の24時間対応という備えがある程度必要だと思います。

2012年、市町村合併の余波で愛媛県西予市の国保診療所が閉鎖の危機となり、私のクリニックで対応することになりました。松山市の本院から高速道路を使って車で1時間半ぐらいの距離にたんぽぽ俵津診療所はあります。担当の医師が朝6時半に松山を出て8時ごろに着いて、8時半からweb会議システムを用いて松山本院と合同でスタッフミーティングを開始。9時から外来をして、昼から在宅患者を回って、一晩泊まって次の日交代をするというサイクルで続けています。人口1200人程度の僻地の町ですけれども、24時間対応をあえてしています。都市部と僻地間での循環型医療の地域版です。患者さんが「医師の官舎に明かりがついているだけで安心する」と言ってくれています。都市部から医師が毎日交代で行くので、最初は曜日ごとに違う医師が診るというのはどうなのかな…と心配していましたが、実は、患者さんのほうにも相性や好き嫌い、医師の専門を選んでといった事情があって、むしろそれぞれに、この医師がよいという患者さんがついて、何ら問題がなかったのです。

24時間対応は外来の患者さんにも対応しています。そうすると、以前は診療所に行けなくて周辺地域の病院や施設まで受診に行っていた方が、最後は結局地元に戻るのだからといって、最後まで地域で診てくれるのだったらと言ってみなさん帰ってきました。

朝6時半からずらっと患者さんが待っていて待合室がいっぱいです。予約制に切り替えたのですが、それでも変わりません。1200人の町でこうですから、5千人や1万人の町でも、このようなシステムは十分成り立つと思います。

亡くなる瞬間に医師はいらない

開業当初の話です。ある男性が重度の脳梗塞で、集中治療室（ＩＣＵ）に入っていました。それでも家で最期を迎えたいと本人が希望されていて、奥さんもその意思を尊重したいと言われました。ただ松山市で在宅医療をやっている医療機関がなかった時代ですから、病院の先生方も医療スタッフも皆反対したそうです。

そのタイミングで、県内初の在宅医療専門のクリニックが開業したということで話がつながって、うちで引き受けることになりました。その後、別の患者さんの訪問診療中に、奥さんから「先生、3時間前に亡くなりました」と電話があったのです。たいていもう亡くなりそうなときに電話がかかってきて、「早く来てください。亡くなりそうです」ということが多かったため、はじめてのケースで驚きました。それで、「なぜ電話をされなかったのですか?」と理由を聞いてみたら、

「先生、家で看取るために、家族がずっと看てきたのだから、先生に来てもらう必要はないでしょ。ふたりでお別れをしていたのです」

と言われました。なるほどなと思いました。

それからは最初に患者さんのご家族に、「ご家族だけでゆっくりお別れしてくださいね。でも不安だったらいつでも連絡してくださいね」と伝えることにしました。「死の瞬間に医師はいらないのだ」ということを理解されていると、ご家族も準備ができます。

在宅医療は「自分らしく生きること」を支える

独居の方を自宅で看取るには3つの条件があると考えています。

❶本人も親族も自宅での看取りを「強く」望んでいる。
❷点滴や胃ろうをしない自然な看取りをする。
❸亡くなる瞬間を誰かが見ていなくてもいいことを共有する。

この条件がそろうなら可能です。実は点滴をしていたら保険診療上、誰かついていなければなりません。最期まで点滴をしていたら、24時間そばにいて喀痰吸引をしてくれる家政婦やボランティア等が必要です。そうなると独居ではなくなりますし、そうした人手を確保できる人は限られています。また、訪問介護のスタッフが臨終の際にサービスに入って、「私、死んだ人を見るのはイヤです！」とパニックを起こすなど問題になるケースもあります。介護職に看取りの教育をしっかり行なうということも必要です。

皆、亡くなる瞬間、息をしなくなるその瞬間を誰かが看ていないといけないと思っています。病院に入院していても家族がずっと泊まり込んで看られています。自宅でもそうです。亡くなる瞬間は看ていなくていいのです。病院でも施設でも看ていないのですから。自宅の看取りでも家族交代で看ていて、ちょっと目を離した隙に亡くなるかもしれません。最期の瞬間は看られたらいいですが、看られなくてもいいのです。看ておくことに価値はなくて、一番大事なのは本人が楽に逝けることだと思うのです。

家族のひとりが駆けつけている最中で死の瞬間を看られない、間に合わないのはかわいそうだから、心臓マッサージをしてくださいという家族もいます。でも、穏やかに亡くなったあとに心臓マッサージをすることを本人が望んでいるのでしょうか。

会うのなら本人がわかるときに会いに来てあげてください、亡くなる瞬間には来なくてもいいのです。亡くなる瞬間に皆が集まってじっと見ているのではなく、横で皆が宴会をして本人の昔話をしながらお酒を飲んでいてもいいのです。その人に思いを駆せることが大事であって、その瞬間を看取ることにそれほど意味はなく、むしろ本人が楽に逝ける、気がついたら亡くなっているということでよいのです。そういうことをあらかじめ伝えておくと、病院に泊まっている家族も安心されます。

最後に、スティーブ・ジョブズ*の言葉「Think Different」を紹介します。「ものの見方を変える」という意味で、1997年にアップル社の広告キャンペーンに

*アップル社共同創業者・実業家・技術者。1955年生まれ、2011年逝去

使われました。これは在宅医療に適用しても、とてもシンプルに2語で言い表せる言葉だと思います。個々人の多様性を認めて、患者自身の自分らしさを追求する医療。

それが在宅医療であり、病院の医療との違いです。百人百様です。1人ひとりにとって最善というものが違う、それを追求していくのが在宅医療ではないかと思います。

在宅医療は「自分らしく生きること」を支えることです。私はそう思っています。

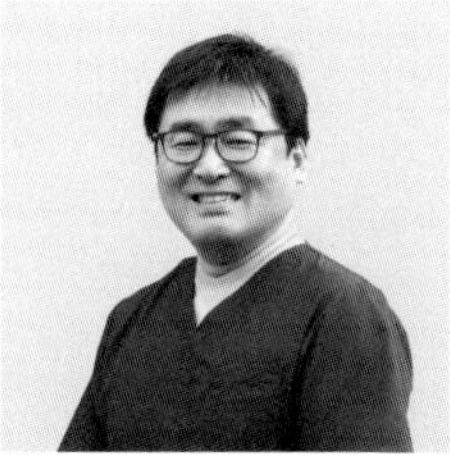

ながいやすのり　1966年生まれ。愛媛大学医学部卒業。同大学医学部附属病院、自治医科大学地域医療学教室を経て、明浜町国保俵津診療所所長。2000年愛媛県松山市にたんぽぽクリニック（在宅医療専門診療所）開業。2012年西予市明浜町にたんぽぽ俵津診療所開設。2016年本院に病床を開設し、有床診療所となる。医療法人ゆうの森の理事長としてたんぽぽ俵津診療所、訪問看護ステーション、訪問介護事業所等を運営。2016年第1回日本サービス大賞地方創生大臣賞受賞。「全国在宅医療テスト」「今すぐ役立つ在宅医療未来道場（通称いまみら）」、松山市内の専門職向け研修会等を定期的に開催し、在宅医療の普及に積極的に取り組んでいる。

著書『たんぽぽ先生のQ＆Aで身につく在宅報酬の仕組み　改訂版』（共著、日経BP、2018年）・『在宅医療をはじめよう！医療を変える、地域を変える、文化を変える』（共著、南山堂、2017年）等多数。

医療法人ゆうの森　http://www.tampopo-clinic.com/

Key message III-3

夕張の「医療崩壊」は、医療の「再構築」だったんです。

きずな貯金、市民の意識改革、生活を支える医療。この3つがそろうと、病院があるなしに関係なく、市民は幸せに暮らせる。

III-3

破綻からの奇蹟
いま夕張市民から学ぶこと

森田 洋之
南日本ヘルスリサーチラボ代表

2016年6月27日 at 一般財団法人国鉄労働会館

夕張の医療崩壊で起きたこと

夕張市というのは、北海道中部の空知地方にあります。地図だと札幌に近く見えますが、60㎞離れてるんですね。60㎞というと、東京からだと何と三浦半島の先まで到達しないといけない、それぐらい離れた距離感です。急流と切り立った山々に囲まれた山間の僻地です。アイヌも住んでなかったそうです。

そんな雪深い山に炭坑ができたので、ほぼゼロからいきなり何万人も移住してきた炭鉱労働者で栄えた地域です。高倉健さんの映画『幸せの黄色いハンカチ』の舞台になったのでご覧になった方もいらっしゃるかと思いますが、その後は石炭から石油へというエネルギー政策の転換に伴って寂れてゆき、最盛期に12万人だったのが急激に減って、今年は9千人*です。一気に減っていきました。

最初は子育て世代から去っていき、年金暮らしの高齢者は引っ越す理由がないから残って高齢化率が48％と日本一になりました。これは市としての日本一です。人口の半分が高齢者という状況のなかで、夕張市が財政破綻したのが２００７年でした。破綻と同時に夕張市の病床は１７１から19になりました。市で１つしかない病院が19床に減らされました。医師も多くが去って、専門医療はおろかＣＴもＭＲＩも市内に１台もなくなりました。札幌市までは60㎞も離れてるところに、精密検査ができる機器は１台もない。周囲から隔絶された陸の孤島。しかも高齢化率は日本一です。悪条件がそろいまくったんです。そこで起こったのが医療崩壊です。救急病院もなくなりましたから、いざというときの救急車が病院に到着するまで、それまで30分台だったのが60分台になりました。もしあなたの町がこうなったら、みなさんならどうしますか？

それから8年。夕張はどうなったんでしょうか。

――まず注目してほしい事実は、75歳以上の後期高齢者は、医療崩壊なんて関係なくずっと増えていました。じいちゃんばあちゃんたちは何事もなかったようにそこに居続けて、年を重ねていたとデータがはっきり示しています。そして、医療崩壊で死亡率は上がったのか。救急車が到着する時間が2倍にも増えたら助かる命も助からない、そう思い

*2018年11月現在は8,181人

ますよね。

厚生労働省が公表している統計データを順番に確認していきましょう。まず日本人の死因第1位のがんで亡くなった方は……夕張では男性は少し下がって、女性は少し上がりました。トータルではとんとん。でも、がんは救急車とはあまり関係ない疾患です。救急に直結するのは……死因ランキングの第2位の心疾患は、夕張では何と男女ともに下がっていました。3位の肺炎も男女ともに下がっていました。

では、肝心の死亡率を病院閉鎖の前後（2003〜7と2008〜12）を比較すると、

「医療崩壊」前後での夕張市民の標準化死亡比（SMR*）の比較
男性123・8→115・1　女性105・2→110・9

男性が下がって女性は少し上がって、トータルでは下がっているかもしれないです。死亡数で見てもほぼ横ばい。でも、日本人の死因ランキングの1位、2位、3位すべて夕張では下がっていたのに、全体の死亡者がとんとんということは、何かが増えている。おそろしい疫病でも流行って増えたんじゃないかと思うじゃないですか。増えていたのは、老衰でした。死亡総数のうちの老衰の割合が、2005年の0・93%から2012年の14%にまで跳ね上がっていたのです。

またそれまでは病院があったので、在宅療養支援診療所というのは夕張には1つもなく

*standardized mortality ratio：SMR

て、在宅医療はゼロでした。でも数年後には在宅患者が120人になりました。当時人口1万人ですから、100人に1人以上が在宅患者さんという計算になります。

医療費、高齢者1人当たりの年間診療費をみてみますと、北海道は全国でも意外と高くて、夕張「医療崩壊」前の5年は平均したら1年で78万円使っていました。それが夕張「医療崩壊」後の5年間を平均すると、85万円まで上がっています。これは北海道だけでなく全国的な傾向で、高齢者は数も増えるけど、1人あたりの医療費もどんどん増えていきます。それは世界的な傾向でもあります。夕張では「医療崩壊」前には81・1万円と、元々高めだったのが、「後」では76・9万円。北海道平均と比べたら10万円近くの差がついています。同じ地方なのにこれだけ下がっていたんです。

病院いらずで最期まで元気に暮らせる人と街に共通する3つのこと

世界的にも前例のない、誰も経験したことのない驚異的な超高齢社会がこの国の現実になってきています。その時代に、財政破綻、「医療崩壊」の先輩である夕張から何か学べることはないんでしょうか。医療費が高騰して日本の財政が悪化という論調がありますが、そもそも医療というのは何のためにあるのか。医療の目的は、医師が儲けるためなのか？　または、病院をたくさん建てることでしょうか？　高度な医療機器をそろえることが目的でしょうか？　全部違いますね。病院も医師も医療機器も、ただの道具です。ツールです。何のためのツールでしょうか。

医療の目的は、人びとが健康で楽しい人生をなるべく長く過ごせるためにあります。それが達成できるならＣＴもＭＲＩもいりません。本来はそうです。しかも、子どもたちの未来の財産を食い潰すことなく。現代の日本人がどれだけ健康長寿を達成しても、それにめちゃめちゃにお金をかけて、子どもたちはその借金で首が回らない――それは不公平でもあるし、不幸ですね。

夕張市民が実際にそうできたように、以下の３つの条件がそろえば、病院や高度医療のあるなしに関わらず、皆が元気に暮らすことができるようになると私は思っています。

❶きずな貯金

夕張では83歳のおばあちゃんが雪かきをしている光景が見られます。豪雪地帯で一晩に1メートル積もることも珍しくないので、昼間だけでは追いつかないから夜中でも雪かきする元気な方なんですが、実はこのおばあちゃん、改訂長谷川式簡易知能評価スケール12点で独居。１人暮らしなんです。そして、実は自宅だけでなくて近所中の雪かきをしているんです。ただ単に介護される、世話になるというだけの関係ではありません。よく徘徊してあちこち出歩いてはそのたびに近所の人たちに見つけられて、「帰ろうね」と世話になってるのですが、ちゃんと地域のために働くことができているんです。だからこそ地域の人たちも皆あたたかい目で見守っている。「1人暮らしの認知症のおばあちゃん」と近所のみなさんに地域のきずな、信頼関係があるから、このおばあちゃんはいきいきと過ごしていられるんです。これはいくらお金をかけても築けないことです。

❷市民の意識改革

「人事を尽くして天命を待つ」と言います。

「人事を尽くす」といえば、現代においては予防医療です。病院がなくても住民の生活習慣は変えられます。端的にデータで現れているのは肺炎です。肺炎球菌ワクチンを、夕張市では特養、老健、在宅患者さんには全員接種しています。ほぼ強制です。さらに口腔ケアを盛んに導入して歯磨きを奨励しています。肺炎の原因は口の中のばい菌ですから、口の中をきれいにするだけで全然違うといわれていますね。

その証拠に、隣町と夕張市の同じ100人規模の特養で肺炎の発症率を1年間比べたんです。夕張では全員肺炎球菌ワクチンをし、全員口腔ケアもしている。隣町は何もしていない。これで発症率が約10倍になってしまったんです。肺炎の発症は隣町で21人、夕張で2人、うち死亡は隣町8人、夕張が1人でした。およそ10倍の差です。これだけ効果が出たんです。そして高齢者が肺炎で死ねないと、何で死ぬのか。老衰で死ぬんです。超高齢者になると、肺炎なのか老衰なのか直接の死因がわからなくなってくる、いわゆる天寿ということもあります。

❸生活を支える医療

地域がこうなると、本当に必要とされる医療者はどういった存在なのか。

それは、じいちゃんばあちゃんたちの笑顔を支える在宅医やケア従事者です。在宅医療では治すということが一番ではなくて、でもしっかりと生活をみていくサポーターになります。そういうことが、地域包括ケアのかたちではないかと思います。

病院がなくても幸せに暮らせる

こうしてみていきますと、夕張の「医療崩壊」は医療の「崩壊」ではなくて、医療の「再構築」だったんです。つまり、病院がなくなった代わりに、それまでまったくなかった訪問看護、訪問介護、訪問歯科医などががんばるようになりました。私の師匠である村上智彦先生*と永森克志先生*とが2人でがんばってこのしくみをつくったんです。病院がなくても皆の生活をしっかりと支えられるように、最期まで夕張で生活できるように。いま訪問看護も介護も在宅も、全部24時間体制です。夜中の2時におむつを替えてくれと言われても、訪問介護が来てくれるんです。夕張市では夜中の3時に熱が出たと言っても在宅医が来てくれるんです。病院がない代わりなんです。これが医療の再構築です。

* III-7（213頁）参照

❶きずな貯金　❷市民の意識改革　❸生活を支える医療

すでに述べたこの3つがそろうと、病院があるなしに関係なく、市民は幸せに暮らせる。病院があるから幸せというわけではないし、ないから幸せではないというのではない。

市民の覚悟という問題ですね。

「病気になったら全部まかせておきなさい、あとは何も考えなくてよろしい」

「おまかせします、先生」ではなくて、

「あなた自身が、この町にはどんな医療や介護が必要なのかを考えよう」

「ありがとう！　僕らも意識を変えてがんばるよ」

こういう地域が全国に広がると、日本はガラッと変わるんじゃないかなと思います。

医療を提供する側も変わらなくてはならないし、市民の側も変わらなくてはなりません。

両方の変革が必要だと思います。

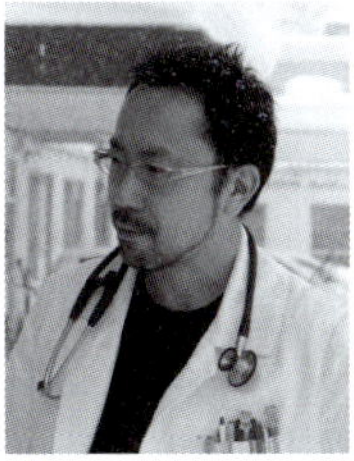

もりたひろゆき　1971年生まれ。一橋大学経済学部卒業後、宮崎医科大学（当時）医学部入学。2009年夕張市立診療所勤務、同診療所所長を経て、鹿児島県で研究・執筆・診療を中心に活動。鹿児島医療介護塾まちづくり部長、鹿児島県参与（地方創生担当）。著書『医療経済の嘘』（ポプラ社、2018年）・『破綻からの奇蹟いま夕張市民から学ぶこと』（南日本ヘルスリサーチラボ、2015年）等

Dr.森田の医療・介護ブログ　http://www.mmhrl-blog.com/

Key message III-4

誰かの支えになろうとするこの私こそ、一番支えを必要としています。

III-4

スピリチュアルケア・援助的コミュニケーション

小澤 竹俊
めぐみ在宅クリニック院長

2015年7月16日 at ラーニングスクエア新橋

もし目の前の誰かが苦しんでいたら

たった1回の出会いで人生が変わるかもしれない。

そんな思いから、「いのちの授業」を請われるまま、全国の学校であったり病院であったり、さまざまな現場で行なってきました。

人は、人の苦しみに向き合うことを得意としません。とくに在宅の現場に駆けつけて誰かの人生の最期に立ち会うというのは、たいへんな仕事です。これからは病院ではなくて地域で、介護施設も含めた在宅ケアが中心の時代です、と国は訴えかけています。ただ、医療を専門としない介護を含めたみなさんにどんなにがんばっていきましょう、と言っても、看取りをも含めた現場でのケアに苦手意識をもつ人は少なくありません。どんなに心を込めておいしい食事を作っても一口も食べてくれない、それまではレクリエーションで一緒に歌を歌っていた、その方がもうまったく話ができない、など…看取りに関わる現場ではつらいことが頻繁に起きています。

今日紹介したい一番のテーマは、苦しむ人と向き合うすべての人が、いままで苦手意識をもっていたと感じたことが「関わる自信」、自分にもそして介護の方を含めた家族も、皆が目の前に誰か苦しむ人がいたときに、「私にできることがある」。そんな確信が得られるようになるには、どのような教育で、どのようなことを伝えるとその人の自信につながるのか――。ここにこだわってお話ししたいと思います。

これまでは自身のクリニックの事業、プロジェクトとして取り組んできたのですが、学びたいと願う方は全国の多くの地域にいるのではないかと考えまして、2015年4月にエンドオブライフ・ケア協会*を同志とともに立ち上げました。そこで提供している学びのポイントは、ベースとして「援助的コミュニケーション」という技法を学ぶことです。その場で苦しんでいる人にとってはどんな私たちであれば、わかってくれる「私たち」なのか、信頼されるコミュニケーションのあり方をまず学んだうえで、その苦しむ人に対する援助を具体的に紹介していく流れを準備しています。

*一般社団法人エンドオブライフ・ケア協会
https://endoflifecare.or.jp/

苦しむ人への援助と5つの課題

❶援助的コミュニケーションを学び、実践できる。
❷相手の苦しみをキャッチする。
❸相手の支えをキャッチする。
❹どんな私たちであれば、相手の支えを強めることができるのか知り、実践する。
❺支えようとする自らの支えを知る。

援助者に必要な5つの課題です。最も重要なことは、「苦しんでいる人は、自分の苦しみをわかってくれる人がいると嬉しい」ということです。私たちは現場にいて、いろいろな患者さん・ご家族と向き合う必要があります。では本当に、私たちは苦しんでいる人の気持ちを理解できるのでしょうか？

私はあえてここでは、「できない」とします。

苦しむ人の力になりたい。そう願いながら、苦しむ人の本当の苦しみを100％理解できない私は、いったい何ができるのでしょうか。

私が相手を理解する。

国語の授業の文章問題だとして考えてみましょう。この文章の主語を逆にして、苦しんでいる「相手」を主語にしてみましょう。「私」が相手を理解することは100%できませんが、でも苦しんでいるその「相手」が、目の前の私のことを理解者だと思ってくれること。これだったら可能性があります。主体は「相手」です。相手が私を理解者と思う。「援助的コミュニケーション」の大事なポイントはここです。苦しんでいる人は、自らのこと、その苦しみをわかってくれる人がいると嬉しいもの。ではどんな私であれば、苦しむ人から見て理解してくれる理解者になれるか。

求められているのは、励ましではありません。説明でもありません。ユーモアでもない。聴いてくれる私、です。

今日集まられたみなさんのなかで、さまざまな学びをしてきた方も多いでしょう。納得される方も多いと思います。「聴く」ことはとても大事です。簡単なようで、聴くことはとても難しい。なぜなら、相手を「理解した」と思ったときから、人はその相手の話を真面目に聴かなくなるからです。

ある患者さんが入院して、はじめて会う先生に向かって言います。

「先生、私のこの病気は十年前からで、そして去年のいまごろから…」と言いかけた瞬間、先生が「あなたはひと言も言わなくていい。私はあなたの紹介状を読んで、検査の結果や画像診断まで、すべて頭に入っています」とにべもなく止めにかかる。たしかに医療的な経過はそうされているかもしれません。

「でも先生、実は来月、孫の結婚式で…私は行けないでしょうか…」

その言葉には大事な続きがあったのです。患者さんの本当のつらさを、誰が理解してくれるのでしょうか。一緒になって苦しみを分かち合ってくれる人なら「私」のことをわかってくれる「理解者」になれるかもしれない――、そうした聴き方を、ここでは「援助的コミュニケーション」とします。

では、相手の苦しみに気づくためにはどうしたらよいのでしょう。苦しみは希望と現実の開きであると気づけば、何気ない相手の言葉や態度に含まれる苦しみに気づく感性を磨くことができるでしょう*。

*苦しみは、解決できる・応えられる苦しみと、解決できない・応えられない苦しみに分けることができます。解決できる苦しみは、それぞれの得意な技術で力になることができます。しかし、どれほど心を込めて関わってもすべての苦しみをゼロにすることはできません。

ここで発想の転換を必要とします。解決できない苦しみを抱えながらも、人は穏やかになれるのか？　その答えは、苦しみから学ぶ自らの支えに気づくことで、援助の可能性が見えてきます。

詳細は拙著『死を前にした人に あなたは何ができますか？』(医学書院, 2017年) をご参照ください【小澤補記】

緩和ケアの魅力

緩和ケアの最も大事な魅力とは、自分を認めること。

これは「いのちの授業」でも使う言葉で、自尊感情、自己肯定感といいます。苦しくて苦しくて自分が好きになれない、家族に迷惑をかけるならもう死んでしまいたい、その苦しみを抱えた1人ひとりがこんな自分でも生きててよかった、そう思える援助の可能性を緩和ケアの魅力として、伝えていきたいとはつねづね思っています。

どうでしょうみなさん。どれだけ自分のことを大切だと思っていますか。

わかりやすい例だと、「よくできました」と褒められたり、試験に受かったり試合に勝ったり、わかりやすく誰かの役に立つことが非常に自尊感情を高めるんです。

でも難しいのは、緩和ケアの現場はそうではないからです。役に立たないことだってあるんです。歩けた人が歩けなくなり、仕事ができていた人ができなくなるんです。本当はもっと仕事をして子どもたちのために稼いでいきたい、そういうお父さんが40、50代で「病気でもうだめだ、このままじゃ…」とうなだれておられるのが現場です。そこで、どうしたらいいんでしょう。

苦しみを通して気づく、自らにとっての本当の支えを考えてみましょう。

人はどんなに心を込めて暮らしていても、できたことが病によってだんだんできなくなるんです。やがて最期を迎える。これが現場です。救急救命医療の場と違って、そうやすやす治すこともできません。日に日に弱っていく人と向き合って何が面白いのか。

それはただ単に人が苦しむのではない、苦しむ前には気がつかなかった大事な何かに気がつくから、そこに面白さがあるんです。

健康なとき、人は他人と比較をします。私のほうが仕事ができる、何かが役に立つ…。たしかに大事な価値基準です。でもどうでしょう、やがて病気やケガ、さまざまな困難に見舞われたとき、それまでできたことができなくなる、それはただ単に苦しいのではありません。

健康なときには気がつかないこと、病気になって気がつくことがありますね。家族の何気ない言葉が嬉しかったり、温かい言葉で心が動いたり、何気なく聞く音楽に涙が流れたり。それはただ単に気が弱くなったのではなくて、それまで気がつかなかったけれど、ずっとそばにあった大事な支えです。同じ苦しみや悲しみを抱えながら、人が本当の支えに気がつくと、穏やかさがでるんですね。そうすると、たとえ何もできない私であったとしても、ただの私だけで尊い存在だと思える。その可能性は必ず残り続けるでしょう。

ここにこそ緩和ケアの魅力、エンドオブライフ・ケアの魅力があります。

支えようとする自らの支えを知る

同じ病気で、同じ家族構成でも、人によって必要な支えそのものは違います。医療情報だけ知って勝手に思い込まないで、その人の支えはどんな支えなのか、そこに意識を置いて、丁寧に支えをキャッチしてみてください。

そしてその支えを私たちがしっかりと応援できるとき、人はたとえこれ以上つらいことがない、絶望としか思えないという状況のなかでも、希望の光を見出す可能性があります。それは決して一部の人しか起こせない奇跡ではありません。ここにいる私たちも起こせます。

決して現場はきれいごとだけではないです。歩けないのに歩きたい人の力になりたいと思いながら、力になれない。患者さんや家族のケアがとてもつらくなる。これが私たちの現場です。

「誰かの支えになろうとするこの私こそ、一番支えを必要としています」

これは私の言葉ではありません。私の「いのちの授業」を受けてくれた高校1年生の感想文にありました。

「私はこのいのちの授業を聞いて、誰かの支えになろうとする先生こそ、一番支えを必要としていると思いました」と。


誰かの力になり得るときに、人は自らに支えを必要としません。でもどうでしょう。私たちは自分が役に立つ場面だけではなく、役に立たなくて苦しくてつらくて、無力感に苛まれることがあります。そのときに見えてくるもの、それは私たち自身の支えです。力になれるから向き合える——それは誰でもできることなんです。

ケア者の本当の力とは、たとえ力になれなくても逃げないで最期まで支える。その力はいったいどこから来るのか。それは私たち自身の支えからです。


最後に、佐久総合病院の若月俊一先生*の言葉です。

「子どものわかる言葉で伝えなければ、農村での健康教育はできない」

それを受けて、私も伝えます。

「子どものわかる言葉で伝えなければ、地域包括ケアのスタッフは教育できない」

私は「いのちの授業」で、小・中学生に向けて、どうしたらその子どもたちが苦しんで

*わかつきとしかず。1910年生まれ、2006年逝去。佐久総合病院名誉院長。農村医学・地域医療の普及・啓蒙に尽くした。1992年から、全国の保健医療分野における草の根的な活動者を顕彰するため「若月賞」が制定された

いる友人と向き合えるのかを苦慮しながら伝えてきました。今日集まっていただいたみなさんがまたそれぞれの地域や現場で、専門用語を最小限にしたうえで、医療を専門としない介護職も含めてしっかりと、援助的コミュニケーションということを言葉にできる、いままで苦手意識をもっていた、つらい人に関わることができる自信につながり、地域で活躍できる。そんなことを夢見ております。

たった1回の出会いで誰かの人生が変わることを期待して、私の話の終わりとします。

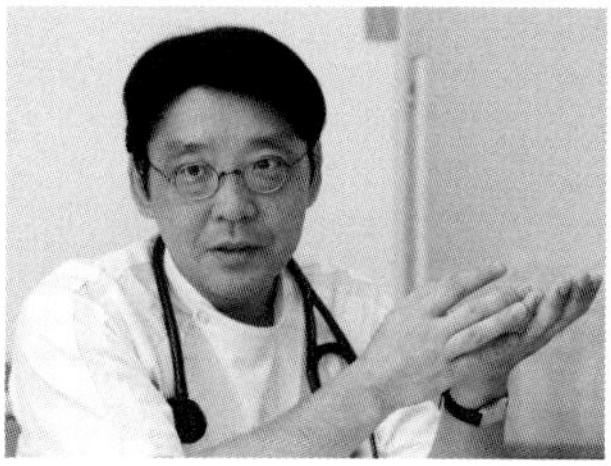

おざわたけとし　1963年生まれ。東京慈恵会医科大学医学部医学科卒業、山形大学大学院医学研究科医学専攻博士課程修了。救命救急センター、農村医療を経て、1994年横浜甦生病院内科・ホスピス勤務、1996年ホスピス病棟長。2006年めぐみ在宅クリニック開院、院長。2000年から学校教育のなかに死への準備教育、いのちの教育が展開されることをめざし活動中。2015年エンドオブライフ・ケア協会設立、理事。
著書『「死ぬとき幸福な人」に共通する7つのこと』(アスコム、2018年)・『死を前にした人にあなたは何ができますか?』(医学書院、2017年)・『苦しみの中でも幸せは見つかる改訂版』(扶桑社、2017年)他多数。
めぐみ在宅クリニック　http://www.megumizaitaku.jp/

Key message III-5

がんになったことをきっかけとして、
人生は永遠ではなく終わりがある、
いま何をすべきか、
どう生きるか
と考えるようになったと思います。
それがいわゆる１つの、
キャンサー・ギフトだと思います。

III-5
患者の視点で考えるがんの治療と療養支援

西村 元一
金沢赤十字病院副院長
2016年8月8日 at 一般財団法人国鉄労働会館

専門医が自ら進行がんの治療を受けてみて

私自身、この「在宅医療カレッジ」のことを知って、一般参加者として申し込みたいと思っていました。その前後の時期にがん発病が判明し、まさか自分がこの場でお話するなんて夢にも思っていなかったです。

私は大腸がんの診療を中心に働いてきて、検診や抗がん剤治療、感染対策、チーム医療というテーマに大学病院で取り組んできました。ですので、大腸がん検診は毎年受けておりましたが、胃がん検診にあたる胃の内視鏡検査は受けてなかったのです。理由として、いつでも受けられるし…、忙しいし…という油断と、自覚症状がなかったことがありました。それが昨年の3月に、外来診療中に気分が悪くなって、トイレで便をしたところ、出血が認められました。当時忙しかったこともあり潰瘍でもできたかなと思い、下血してすぐに胃カメラをしました。胃の上部に病巣があって、かなり進行した状態で胃がんが見つかりました。治療しなければ予後半年ということで、完治は無理なので、治療しながら、あとはいかに長くつき合って行くかということを目標にする、ということでした。

実際、進行胃がんの治療を受けてみると、やはり治療に時間がかかるということです。放射線、抗がん剤など、治療1回1回にかかる時間は短いかもしれないですけど、その効果が出るまで時間がかかるということでした。たとえば、放射線治療でも、だいたい1か月弱ぐらい様子を見ないと、本当に効いたかどうかがわかりませんし、どの程度効いたのかもわからないということになります。

結果が出るまでの待ち時間が、かなりストレスになりました。

また、当然ながら、手術や抗がん剤治療を受けることは決して楽ではないと痛感しました。患者さんと話をしているなかで、僕らがその治療について、「効果ありますよ、効きますよ」って説明をしていることが、「元に戻る・完全に回復できる」と受け取られてしまうことに気づかされました。抗がん剤治療に限らず、何の治療をしても100%元に戻ることはあり得ないです。患者さんは、どうしても病状について勘違いされがちであるということです。今後はもっと丁寧に説明していかないといけないなあと思います。

告知で「いつか」がなくなる

患者になってみて、がんの告知を受けた日から生活が一変するというのは、本人も家族もです。まず告知を受けた段階で、人生に終わりがある、限りがあるということを再確認し、それに向けて何をすべきかで頭がいっぱいになります。この段階では、がんイコール即「死」ではなく、あくまでも、終わりがある、先が見えたという感覚だと思いました。

がんが見つかるまでの漠然とした人生設計としては、65歳まで勤務医を続けて、そのあとは70歳ごろまで嘱託で仕事ができればいいなあと。そのあとは、仕事から離れて全国をぶらぶらして、70代後半から80歳ぐらいでだんだんと認知症が出てぼけてきて、80代半ばぐらいで死ぬのかな…といったざっくりとしたものがあったわけですけど、そうはいかなくなったと。

半年なのか1年なのか、1年半なのかわからないけれども、命に限りがあるということになると、「それまでに何をすべきか」ということで、頭の中がいっぱいになります。

「いつかやればいいや」と先送りしていることが、家庭でも仕事でもあるわけですけど、その「いつか」というものがなくなってしまうとなると、自分が生きている間にやらないといけないこと、やらなくていいことを判断して、取捨選択しないといけなくなります。当然ながら、物事に優先順位をつけなければいけないということです。

あとは、病気のことについて、誰にどこまで状況を伝えるかということで悩みました。家族、仕事の仲間、あと友人やいろんな方にお世話になってるわけで、自分の状況について、「病気になった」「がんになった」「進行胃がんになった」「何もしなければ、半年の命のがんになった」、いろんな言い方があると思うんですけど、誰にどこまで伝えるか、どのような状況を伝えるか、ということを考えなければいけないということで、頭を使いました。入院して1～2週間っていう時期は、本当にそういうことばっかり考えていましたから、死について考える余裕がまったく――実感も含めてですけど、なかったというのが本音です。

人生に終わり、限りがあるということを再認識したことで、いま何をすべきかということを考えて…、ただ、やっぱり時間には限りがありますし、残りの人生に目標をもつこと、そして可能であればそのことを、家族や仲間と共有することが、自分の足跡を残すことになるかなと思いました。

人生の目標をもつこと、立てること

目標を立てると、その目標を達成するために少しでもよい体調を維持しようと考えて、それがおそらく治療の意欲につながってるんじゃないかと思いました。がんになったことをきっかけとして、人生は永遠ではなく、終わりがある、もしくは限りがあると認識しましたし、いま何をすべきか、もしくは、いまからどう生きるかと考えるようになったと思います。

いまの時代、人生の目標を見失っている人が多いなかで、目標をもたざるを得なくなったということは決して悪いことではないというふうに自分自身に言いきかせているのかなと思いますけども、実際にそうだと思います。

それがいわゆる1つの、キャンサー・ギフト（Cancer Gift）*だと思います。

みなさんががん患者さんに接するときの私からのメッセージとして、

❶がん患者は普段の性格などに加えて、だんだんと態度と気持ちがアンバランスになっていく。

❷病状の経過とともに、感情の起伏は最初より激しく、言ってることと行動の不一致も多

*がん（cancer）を発病して患者になって気づいたり、得られた考え方などを指す

くなる。

❸自分の気持ちをわかってもらいたいと思いつつも、無理だと思っている。

❹単にわかっているようなフリはしてほしくない。

❺わからないなら「わからない」と言ってほしい。

❻寄り添い、単にそばにいてくれるだけでも嬉しい。

といったことが本音かなと思います。

誰かがそばでみててくれているだけで嬉しいものかなあと。

医療者と患者・家族とのズレ

現代の医療の大きな問題として、医療者が患者・家族に求めることと、患者・家族が医療者に求めることにズレがあることにも、気づかされました。そのズレやギャップが不満足な医療につながり、場合によっては訴訟につながることもあります。そうしたことをいかになくしていくかを考えたときに、私も医者なので医者目線になってしまいますが、有効だと思うのが、みなさんご存じのチーム医療の構築です。

多職種との連携により［多：多］を実現し、多くの患者さんをみること。

1人の患者さんからみると多くの医療者がいますので、「1：多」になります。単なる一方向性の医療提供のみならず、双方向性のコミュニケーションと、問題解決までが可能になります。いままでは医師の指示のもとにいろいろな職種が動いていましたので、すべて医師を通さないといけなかったり、施設の雰囲気によっては質問すらできなかったりする環境がありました。でも、きちんとしたチーム医療が実現しましたら多くのスタッフが支えてくれますので、問題解決に近づけるように思います。

物事は思わぬ展開をするものだ

最後に、今日のTake home message[*1]です。実はがんになる前から使っている言葉なのですが、「Da cosa nasce cosa　物事は思わぬ展開をするものだ」

昨年3月25日までは、私が医療を提供する側でした。3月26日からは医療を受ける立場になりました。自身にがんが見つからなければ、患者さんの立場に立った支援施設が「あったらよいなあ…」で終わってしまっていたと思いますが、いまそれを実現しようと思い行動しています。みなさんの支援が得られたら、実現できると思っています[*2]。

そういうこと考えていると、日ごろから自分が本当にやりたいことを考えて、夢をもつ

[*1] 講演などで用いる、自宅に持ち帰ってほしい一番大切な主張、言葉
[*2] 元ちゃんハウス運営基金寄付のお願い https://gmk.or.jp/donate.php

ことが重要なんだなあと強く思いました。どんな人でも、これから何が起きるかわかりません。人生で自分が生きられる期限を切られてしまうこともあるので、そのときに残った時間で好きなことをやりなさいと言われたとき、はじめてそこから何かを考えてもなかなか思いつきません。日ごろから仲間と夢をもつことが重要です。そんな夢を実現することが、自分が生きている現実に最後まできちんと向き合うことなんじゃないかなと思います。

それを最後のメッセージにしたいと思います。どうもありがとうございました。

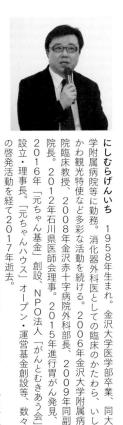

にしむらげんいち　1958年生まれ。金沢大学医学部卒業、同大学附属病院等に勤務。消化器外科医としての臨床のかたわら、いしかわ観光特使など多彩な活動を続ける。2006年金沢大学附属病院臨床教授、2008年金沢赤十字病院外科部長、2009年同副院長。2012年石川県医師会理事。2015年進行胃がん発見、2016年「元ちゃん基金」創設、NPO法人「がんとむきあう会」設立・理事長。「元ちゃんハウス」オープン・運営基金創設等、数々の啓発活動を経て2017年逝去。
著書『がんになった外科医元ちゃんが伝えたかったこと』（照林社、2017年）・『余命半年、僕はこうして乗り越えた！』（ブックマン社、2016年）。
がんとむきあう会・元ちゃんハウス　https://gmk.or.jp/
がん患者医のケアことば――西村元一と村上智彦のみる風景（webマガジンかんかん！）
http://igs-kankan.com/article/2017/09/001050/

Key message III-6

「その入院、本当に必要ですか？」
というところから考えて、
と思っています。

III-6

退院支援のあり方を考える
病院と在宅の連携とは

宇都宮　宏子
在宅ケア移行支援研究所宇都宮宏子オフィス代表

2017年10月31日　at 一般社団法人国鉄労働会館

退院支援の3段階のプロセス

まず退院支援が必要な方はどういう人かというと、入院して治療を受けたけれども、元気になれない人たちです。治らない病気をもったまま自宅に帰っていく人です。明日、北海道の深川市まで行くのですけれど、あの地域は高齢化率がすごいことになっていて、入院患者の8割が75歳以上です。病気以外にも何がしかの支援が必要になっている高齢者たちです。障害をもちながら――それは病気による障害もあるし、なかには加齢や老化に伴う暮らしづらさっていうこともあると思います。それが日本中で当たり前になる時代です。

私たち医療者側だけが、「この人、退院支援いるよね」とか、「胃ろう造設したので入院前とは生活が変わるよね」って事情をわかってるだけだとだめで、どうしても患者さん本人が、これからは前と同じ生活はできないんだということを、そこそこ納得していただかないといけないんです。

ここが非常に難しいところで、「何言ってんねん、退院せんと（しないで）、入院してたらもっとようなるんちゃうか」とか、「病院行ったらもっと治るんちゃうか」とか、病院医療といいますか、入院でのケアに対する過度な期待をもったままではうまくいきません。そして、入院が長びいて地域に帰れない高齢者をつくってしまっていることがあるなあと思います。

そこで、私は、支援のために3段階のプロセス（図、次頁参照）をつくっています。入院が決まったときからスタートです。その方に退院支援が必要かどうかを、まずは特定しましょうというところから始めます。患者さんによっては、「入院して元気になりました、さよなら」って帰っていける人もいますから。まず準備段階で大事なことは、その方の発症前の生活状況を把握すること。入院前どんな生活してた人なんやろうってことから知りましょう。会場に在宅のケアマネジャーさんって来てくれてますか？　…おられますね。では地域包括のケアマネジャーさんは？　…おお、手が挙がりました。みなさんが地域でみて、接している高齢者の姿と、その同じ人が入院時に見せてる姿ってぜんぜん違うでしょう。病院来たら、「えっ、えらいおとなしなったやん！」とか「あんなにがんばって歩いてお便所行ってたのに、入院したら、寝たきりになってるやん」とか。多いですよね。

入院しているときしかその患者さんを知らない病棟の看護師たちが見るのとは、まったく違う姿なわけです。ですから、今回具合が悪くなる前、入院する前に、その患者さんはどんな生活していたの？　ということを知るべく、地域に在宅チームがあれば、最初からもう連携・協働していきましょうということになります。病院での退院支援には、2職種が協働して支援しています。医療ソーシャルワーカー（MSW）は福祉の専門職ですが、看護師は医療職ですので、入院理由や目的、医師がどんな治療をしているかを、治療計画などから退院時の状態像や見通しまで予測することが必要です。

そして、退院支援の必要性を医療者間、医師と看護師間、それから、患者・家族と共有することが大事です。「入院したらなんとかなるだろう」という意識のままで患者・家族が病院で過ごされるのではなくて、入院してできれば3日以内と私は考えていますが、治療と同時に、「おうちに帰る準備せんと、帰れんよねぇ」っていうことを共有していくのが、

図　**退院支援・退院調整の3段階プロセス（第2、3段階は重なる時期もある）**

ステップ❶（第1段階）	ステップ❷（第2段階）	ステップ❸（第3段階）
外来（入院決定）〜入院3日以内	入院3日目〜退院まで	必要になった時点〜退院まで
【退院支援が必要になる患者の把握】すでに在宅支援チームがあれば連携 ・入院前・発症前の暮らしぶり・生活を知る ・医療情報（入院目的・病名・病態から）、「治療後の状態像」を予測する ・意思決定支援につなげる関わりを持つ ➜退院支援の必要性を医療者間・患者・家族と共有	**【受容支援・自立支援　暮らしの場に帰るためのチームアプローチ】** 在宅支援チームとの相談・協働 ・継続的にアセスメントし、チーム（在宅／病院）で支援 ・患者・家族の疾患理解、受容への支援 ・退院後の生活のイメージを患者・家族とともに相談し、構築 ❶病状・病態から考える医療・看護上の視点 ❷ADL・IADLから考える生活・ケア上の視点 ・経済的・社会的な課題がある場合、MSW・行政などによる支援を検討、実施	**【サービス調整（退院調整）】** 在宅支援チームとの協働 ・退院を可能にする制度・社会資源との連携調整 ・必要時、「退院前カンファレンス」「退院前自宅訪問」を実施 ・看護の継続が必要（訪問看護導入または自施設から訪問）

〔宇都宮宏子編著：退院支援実践ナビ．pp.18–19，医学書院，2011．宇都宮宏子：ケアプロセスマネジメントを「退院支援の3段階プロセス」から考える．看護管理，28(11)：967，2018．を参考に作成〕

ステップ❶です。

この場合、もうすでに在宅医療のサービスにつながっていた方ですと、かかりつけ医、訪問看護、ケアマネジャーから、自宅以外の住まいから入院の場合は特別養護老人ホーム（特養）や民間の有料老人ホーム、サービス付き高齢者向け住宅（サ高住）だったりのその人に関わっていた支援者から、「入院前こんな人で、こんな生活してました」という情報をもらいます。そして、より大事なことは病気の理解や受けとめ方、余生をどうありたいか、まで。この人が人生において、何を大事にしてきたんだろう、どんな願いをもって生きてきた人なんだろう。家族や地域との間でずっとつくってきた関係性ってどうだったんだろう…。それが、人生の最終段階において、どんな医療ケアを受けたいか受けたくないか、最後にどこで暮らしたいか、アドバンス・ケア・プランニング（ACP）を共有することです。こういったことを在宅側の関係者からから病院側に発信しないと、病院で見えている姿からは、まったく想像もついていない、ということです。だから、入院が決まった段階からの在宅チームとの協働が重要になるわけです。

そして、ステップ❷は治療期になってきます。

病院で治療方針を決めるとき、在宅のみなさん、関わってますか？

入院したら「退院しまっせ」って言われる段階まで、ただ待ってませんか？

患者さん迎えに行ってますか？

退院支援の関連で事例検討をやってますと、胃ろう造るか造らないか、中心静脈栄養どうしようとか、呼吸器つけるつけないかなど、その人の人生を大きく左右して、暮らし方を大きく変えるような医療選択の場面に、その人に元々地域で関わっていたかかりつけ医やケアマネジャー、訪問看護師に相談されないで病院側のチームだけで決めていることが多いと思います。このあたり一緒に考えていってほしいんです。

だって、その人生を遮断する医療になるかもしれないんです。

どんな医療、どんなケア、そして、入院中にできるリハビリテーションや医学的な状況判断を、病院医療者と在宅チームが共有して、その方の人生を遮断しない医療・ケアを提供するということが大事だと思います。

そして、ステップ❸はサービス調整です。具体的にどんな制度につなげたらいいかなあ、患者さんの居住地にどんな医療やケアのサポートあるかなあ…と考えてコーディネートしていく。欧米の医療システムだと患者さんは地域に帰されるので、いま述べた❶、❷がなくても、退院させられているんです。そこから次の医療やケアにつなぐための❸のコーディネーター機能だけが、欧米では発展してきました。でも日本では、とくに高齢患者は入院したらもう自宅に帰らないで、老人病院を転々とするという「社会的入院」という措置を長いこと続けてきました。だからもう一度、入院から治療まで含めて、「これから医療を受けますけれど、その『あと』はどんな人生を送っていきますか？　生きづらさは出てきますが、誰と、どこで、どう暮らしていきますか？」という❶、❷をかためていくことが退院支援だと、私は考えています。こうした流れが必要になってくるんだろうなあと、京大病院にいたころに、病棟看護師や医療ソーシャルワーカーたちと実践したプロセスを可視化したものがこの3段階のステップです。

その入院、本当に必要ですか？

厚生労働省の関係者は会場に来てないかな——来ても言うけど、私は、「その入院、本当に必要ですか？」というところから考えて、と思っています。患者さんを安易な判断で入院させてませんか？

「ひとまず入院するか…」。おいおい、そのひとまずが、あとは一生自宅に帰れない入院になるってこと、結構あるんです。だから、「入退院センターナース」っていうかたちで、入院決定のときから、患者さん・家族とお話をして、医師がやろうって言った治療方針、あなた本当に腑に落ちて、納得されてますか？　治療後の、それからの展望は見えてますか？　というところから看護師が関わるプロジェクトをやり始めています。これにぜひ、ケアマネジャーさんたち、在宅関係者に一緒に関わってほしいなあと思っています。

この国の現状として、まだまだ「退院前カンファレンス」を意味のあるものにするっていうことが多くの地域の宿題としてあるのかもしれないのですが、ぜひ、在宅医療の関係者も勇気を出して、自分の患者さんが入院されるときから病院に乗り込んでいただきたいです。また今後は、病院側の役割として、退院支援がどんどん強化を求められたうえで、外来支援ということも入ってくるかなあと思ってます。

人は必ず変わることができるってことを、私は信じてます。特に医療ケアの専門家は、その支援の真ん中には本人さんがいるっていう軸をぶらさない限りは、よい方向に変わっていくだろうと信じて、私もやっていきたいと思いますので、ぜひ、みなさんもあきらめずに、地域で一歩ずつ進めていただきたいと思います。

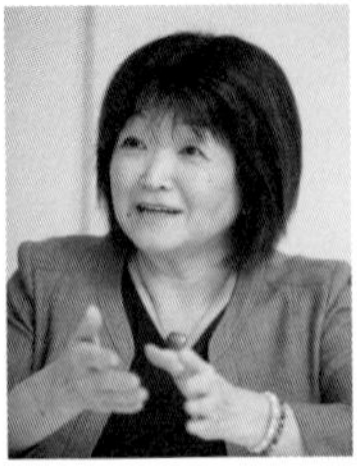

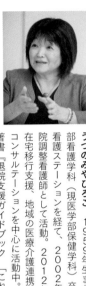

うつのみやひろこ　1959年生まれ。京都大学医療技術短期大学部看護学科（現医学部保健学科）卒業、全国の急性期病院、訪問看護ステーションを経て、2002年京都大学医学部附属病院で退院調整看護師として活動。2012年より起業・現職。医療機関の在宅移行支援、地域の医療介護連携推進、在宅医療推進事業研修・コンサルテーションを中心に活動中。
著書『退院支援ガイドブック「これまでの暮らし」「そしてこれから」をみすえてかかわる』（監修、学研メディカル秀潤社、2015年）・『看護がつながる在宅療養移行支援　病院・在宅の患者像別看護ケアのマネジメント』（日本看護協会出版会、2014年）・『退院支援実践ナビ』（医学書院、2011年）等多数。
宇都宮宏子オフィス公式サイト
http://www.utsunomiyahiroko-office.com/

Key message III-7

がんとともに生きるために必要なのは、
病を受け入れること。
納得のいく治療を行なうこと。
人生の目標をもつこと。

公として、支えが決して誰かのものではなく、
皆のために、地域のためにやってくれ。

黙ってても何も変わらない。
誰かがやらなきゃ変わらないのだから。

III-7

これからの地域と医療のカタチ
村上智彦・西村元一からのメッセージ

佐藤 伸彦　ものがたり診療所所長
永森 克志　ささえるクリニック院長
2017年7月22日　at 会議研究施設ACU

西村元一からのメッセージ——遊戯三昧の境地へ

こんにちは、富山県砺波市でものがたり診療所という在宅診療所をやっております佐藤と申します。今日は、5月にがんのため58歳で亡くなられた西村元一先生——元ちゃんのことをみなさんに伝えに来ました。私の次に、同じ5月に56歳で血液のがんで亡くなられた村上智彦先生のことを永森克志先生から話していただきますので、今日は2人というか、4人のリレーでお届けします。

西村先生は、金沢赤十字病院の副院長をされていた外科医です*。在宅で働いていたことはないのですが、急性期病院から在宅に患者が帰っていく、その地域をどうするという問題意識をもって、ずっと考えてあちこち飛び回って行動してこられたすばらしい方でした。金沢と富山は近かったので、ずっと交流があったのですが、非常に親密な話をするようになったのは、やはり西村先生ががんになられてから、今後どうしていくかという相談を通してでした。

西村先生はご自身の病気の話をされるとき、淡々とまるで他人ががんになったかのように冷静な口調でした。「いろいろ試行錯誤してきた医者が、がんになりました」という説明をされていました。これは後半の村上先生のお話でも出てくると思いますが、がんの治療にはとても時間がかかるし、やはり体力勝負というのがあるわけです。でも手術されて落ちた体力が戻ることはなくて、また抗がん剤の副作用から何からいろいろなものに悩まされ…金も時間もかかるしたいへんだと言ってました。

でも闘病生活の途中からは、「遊戯三昧（ゆげざんまい）」と言ってまして、「仕事も趣味も、苦しいことも楽しいことも最大限没入して仏の境地で遊びなさい」という意味の禅語なのですが、そんな境地にならなければいけないなあという願望をもっておられました。こんなふうに物事を悟ってしまうのはまだまだ難しいけれど、願望として。

残りの自分の人生の目標として、何か他人の役に立ちたいという気持ちがとても強かったです。そして何かを残したい。自分が生きてきた軌跡を何か残したい。この2つが西村

*III-5（187頁）参照

先生の闘病生活後半で、大きな生きる糧となっていたんです。多くの執筆活動の成果を残されましたし、それらは単行本になりました。新聞やテレビといったマスメディアにもたくさん出演されました。そのときはあれこれ中傷されて、「自分の病気のことをネタにして金もうけしてるのか？」って、実際にそんなこと言ってくる人がいるんですよ。でも、元ちゃんは、そんなことはどうでもよい。言わしたいやつには言わせておけ。とにかく自分の体験を誰かが活かしてほしい。だから商売目的のものでも出るという姿勢を貫かれました。週刊誌にもたくさん出られました。

がんについての認識の壁

がんはありふれている疾患なのに、なぜかありふれていないように見える。病気のなかでも特別視されていて、緩和ケア病棟もがんの終末期とＡＩＤＳの患者だけが制度上入れるしくみになっています。なぜがんだけがそう特別視されているのか。西村先生は自身を顧みて悩まれていました。

その理由として、患者さんと世間の間に偏見がある。がんという病気に対してきちんとした認識がなされていない、と言われてました。また、医療者側にしてみれば、がん、悪性腫瘍はただの疾患分類です。だけれども、一般市民からみたら、そこには病気以上のもの、〝いのち〟の根本を脅かすイメージがあって、そこに大きなギャップやズレが生じていると。医療のプロと一般の人、さらに患者との間で、さまざまな壁があるということを言われていました。


私がハッと感じた西村先生の言葉に、「フリをしている」というものがあります。

医療者側も、なんとなく患者さんのことがわかったフリをしている。

患者さんのほうも、なんとなく医師が言っていることをわかっているフリをしている。

フリをしないといけないような人間関係が双方にできている。お互いにフリをしているので、結局両方わからないうちに終わる。

それで、ちゃんとした治療構成などが説明されないうちに物事が進んでしまう。

皆わかったようなフリをしているなかで、誰が患者のことを一番わかってるんだって！

運命と共生するために

それでも、とにかく患者は運命を受け入れて、共生するしかない。

西村先生はそう言われてました。「俺はがんなんだからもう終わりだ」とか、そういうことが受け入れるということではなくて、すごく難しい境地だと思います。

西村先生とその少し前の村上先生の最期に接することができて、だんだんわかってきたのが「怖い」とは違う次元というか、人生の最終章のかたちがあるんだということでした。最初は「死ぬのは怖い」っていうのしかないと思います。講演の席などで表面上はキチっとした様子でも、やっぱり怖かったと思うんです。でも、最後のおふたりの印象としては、怖いという感じではありませんでした。

自分が存在として世界からいなくなるということの運命は受け止められているようだったんですが――運命を受け止め、受け入れたあとは淡々としておられたというか。何ともいえない心境だったと思います。

ただ、運命を受け止めるうえで、治療を行なうのも、みんなちゃんと納得して、正しいことをしっかりやってほしいと何度もくり返し発信していました。いまインターネットがあって、怪しいものも含めたくさんの情報が流れてしまっていることを心配していました。

患者は医療者に「おまかせします」ではダメだというのが西村先生の意見でした。自らが調べて、聞いて、受け止め、決める医療にしてほしい。

ただ、それは医療者側に迷惑をかけるのかもしれないねとも話してました。患者さんがインターネットで受診前にあれこれ調べてくるわけで、それに対応する医師や看護師たち

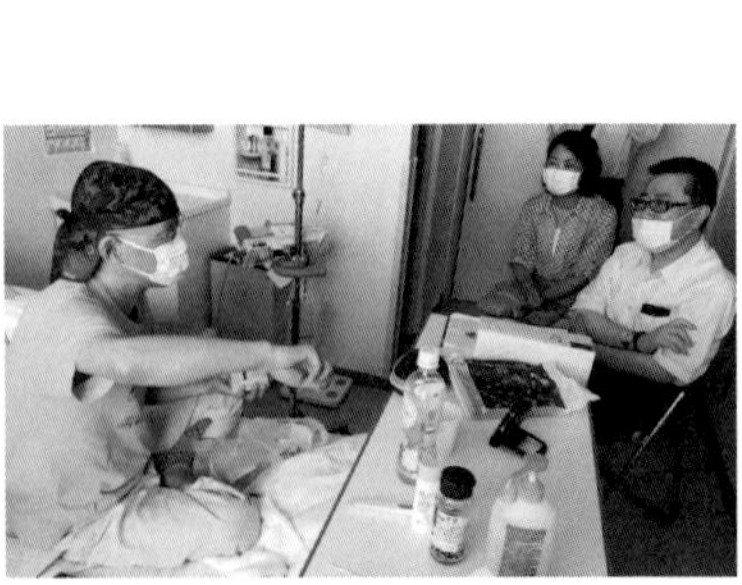
左：村上智彦氏、右：西村元一氏

もたいへんですよね。でもそれをあしらったり無視したりしてしまうと、それはそれで溝が生まれます。

患者のそうした姿勢を医療者がどう受け止めるか。現場はとても忙しいという気持ちもわかってはいるが、しっかり受け止めてやってほしいと言っていました。

西村先生は私の誕生日に亡くなられたのですが、亡くなる2日前が奥さん（西村詠子さん）の誕生日で、その日も病室まで会いに行きました。先ほども話したように、死の恐怖といった様子はなく、自然体でいろいろな話をして、ただ、何かの拍子に私が西村先生の手を取って話を続けていたら、西村先生がにやりとしてなんて言ったかというと、そのときは奥さんもお子さんもいらっしゃったのですが、

「佐藤先生ヤバイんじゃないの？

いまこんなところで男2人で手を握り合っていたら…」

って。そうしたら奥さんが「あら、気が利かなくて。私たち（家族）外しましょうか？」って。私もつい軽口で「いやいや先生、もう奥さまにもカミングアウトしてもよいんじゃないですか…」ってね。最後までニコニコして、そんな話をさせていただきました。亡くなられてからスクラブを着せました。本当にいい顔されていました。

西村先生が何を残されたかと言うと——ひと言ではとても足りないのですが、彼もいろんなことをずっと悩みながら生きてきたってことと、「人と人をつないでくれ」と最後に望まれていました。また、

「人につないでもらったら、必ず次の人につなげ」

ということをずっと伝えていました。人から何か伝えてもらったときに、あのこと、あいつのこと俺は知ってるんだよ…だけだと、それで終わりです。そしてさらにそのことを糧にして、また次の人へつなぐということがどれだけ重要か。

西村先生のことを心につないでおきながら、皆でつないでいけたらと思っています。

そしてみなさんぜひ、金沢の元ちゃんハウスへ顔を出していただければと思います。西村先生は、「俺が自分の都合で、自分のために『元ちゃんハウス』を作ったのは、本当によかったのかどうか…」と最後にぽろっと問いかけておられました。「それは違うよ。きっかけはどうであれ、皆のためになるんだから」とずっと思っています。場所と空間も、本当に大事です。

村上智彦からのメッセージ——何かに追われるように突っ走って

永森と言います。村上智彦と北海道夕張市・岩見沢市で10年一緒に過ごした弟分です。亡くなって四十九日を過ぎてからは、彼のことを考えないようにしてたんです。そのほうが楽だから。みなさん、初恋とか失恋で胸がギュッとなったことある人います？　…あの感覚なんです。だからつらくなってしまって、正直、このカレッジの講義のご依頼も引き受けたくなかったんです。佐藤先生が登壇されるって言ってくれたので、おまかせして僕のほうは断ろうと思ったんです。でも、僕が今日お話ししようと思ったきっかけは、「西村先生のためなら」だったんです。西村先生のことならふり返れたんです。少し泣きながらですけれど…それでも、まだ少しは気軽にふり返られたんですね。

西村元ちゃん先生は、人をつなぐことの大切さをずっと語り続けていた方です。自身ががんになってまでそんな活動を続けられていました。その人のことを思い出すうちに、自分も逃げてちゃいけないなって。

村上智彦は、まず北海道薬科大学を卒業して薬剤師になって、それから医師になりました。医師免許をもらったときは本当に嬉しかったそうです。２００６年から夕張市の医療

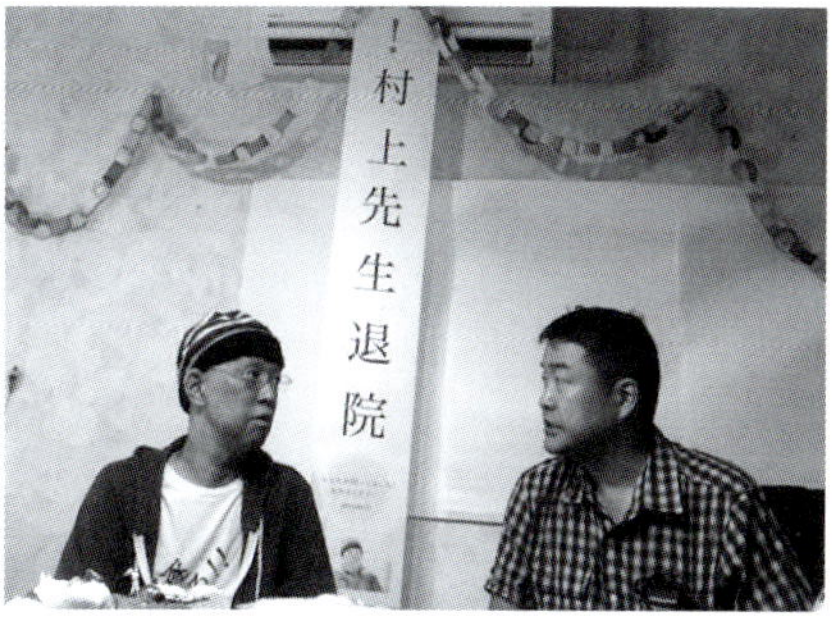

左：村上智彦氏
右：永森克志氏

再建を引き受けて、医療法人財団夕張希望の杜理事長、夕張医療センター長として奮闘しました。僕もそのとき彼に口説かれて家族ともども北海道に移住して、それからずっと一緒でした。

夕張では往診先のおばあちゃんたちのアイドルになりました。地域に愛着がわくのが大事だってよく言っていて、実績が伴うにつれて講演活動も多くなりました。

「住民が行動しなければ、地域は変わらない。変わらなければ消えていく」

と熱いことを言っては、行政やあらゆる方面で闘ってました。

それがまた反響を呼んでモテてたころですね。このあとで問題を起こすんですが、この時期の村上の著作[*1]を、新事業に悩んでいた下河原忠道さん[*2]が愛読されてて、遠くまで会いに来てくれました。

夕張のあとは、隣の岩見沢エリアに訪問診療のシステムが未整備だということに気づいて、岩見沢市、栗山町、由仁町、長沼町、旭川市を診療圏とする「ささえるクリニック岩見沢」を立ち上げました。ただ、この地域では重症患者を受け入れるだけのシステムが整っていない事情があったので、診療所と一緒に訪問看護ステーション、訪問介護事業所も併設して医療から介護までつなぐしくみを立ち上げました。この起業によって地域に新たな雇用が生まれたというか、大事な仲間たちができました。地域に人材が埋まっていた

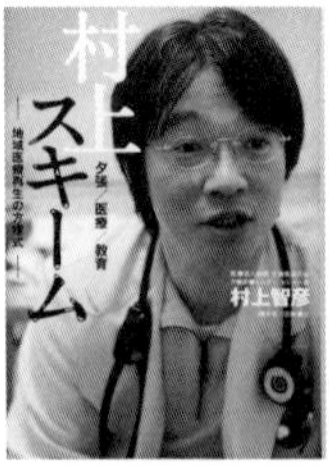

*1『村上スキーム　地域医療再生の方程式　夕張/医療/教育』（エイチエス，2010年）

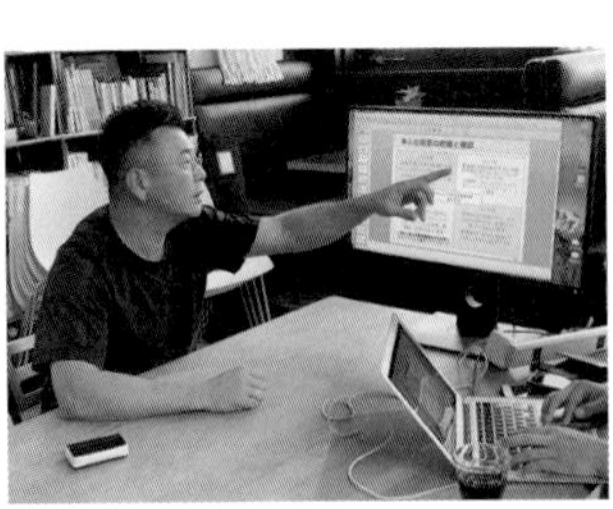

*2 しもがわらただみち。株式会社シルバーウッド代表取締役。サービスつき高齢者住宅<銀木犀>代表

んですね。結果的に納税者が増え、住民の高齢化や人口減少を防ぐことにもつながると思います。

医療・介護をワンパッケージで提供していくことで、まちづくりも可能になるというのが発見で、まちづくりを「ささえる医療」、というのを、僕らの新しいミッションにしていました。

でも、何かに追われるように突っ走るように生きてきて、2015年12月に、村上は白血病を発症します。泣いたりわめいたり、人間らしい闘病生活が始まりました。さっきまで泣いて落ち込んでいたところに、高校時代の同級生で社会労務士の片山展成さんや佐藤伸彦先生といった親友がいろんな予定をキャンセルして駆けつけてくれたら、「もうダメだあ」って泣いてたおっさんが、「不思議に体のだるさ息苦しさが減りました。早速、(発病のこと)公表しました」って元気に連絡してきてね。ささえるクリニックの事務の子たちも、何百キロと車を飛ばして励ましに集まってきてくれました。そして、「皆が力をくれたから」って言って、いったん本当に復活するんです。

ちゃんと骨髄も生着して、数値も正常化しました。

村上は「元気になったら旅行が第一目標です」と言ってて、2017年4月に、秋山正子さんが開かれたマギーズ東京のイベント*3に行けそうだとなって、クリニックのみな

*3 219頁写真参照

で一緒に旅行が実現できました。東京タワーに登って、増上寺の境内もきれいでした。
やっぱり闘病中ガクッと調子が悪くなることがあり、このままダメかなって思ったことが2、3回ありました。「余命2か月」と告知されていましたから。そういうつらいときはスタッフもおりましたが、必ず西村元一先生と佐藤伸彦先生が励ましてくれていたんです。だから、このマギーズでの久しぶりの再会のために、村上も本当にがんばっていた。全国に仲間が増えたと喜んでいました。

白血病再発、最期のメッセージ

でも、北海道に戻ったあとすぐメールがきて、「残念ですが、再発です」と。「やれることがないかもしれませんが、できるだけやってみます」

それからは本当に慌ただしかったです。亡くなる3日前に、身内へのメッセージとして「次の世代のためにと働いてきたので、みなさんに残せるのは人材のしくみだけ、遺産とかなくてごめんなさい」と謝って、「うちの子たちはかわいいな」と連発してました。これは実子の浩明のことではなくて、クリニックをがんばって支えてくれている宝物のスタッフたちのことです。

そしてみんなに囲まれて、ボソッと言っていたそうです。

「最後に会えるとか、会えないとか、関係ないって、そんなの」


彼の最期のメッセージの1つだと思います。

そして5月11日、彼らしく家族とみんなに見守られながら、亡くなりました。

「感謝しかできないですが、いつも見守っていたいと思います」

「最後まで公として機能していけるようにお願いします」

彼の遺言に書かれていた言葉です。


「公（おおやけ）として、支えが決して誰かのものではなく、皆のために、地域のためにやってくれ」と。

村上が夕張から岩見沢で働いていた時代は、ずっと熱く闘っていて、格好よかったし、その生きざまがみなさんをしびれさせたり呆れさせたりしました。でも、最後の5年間の彼の生きざまこそ、僕がそばで見ていて、一番格好いいなと思ってました。表現しづらいんですけれども…。

僕はこの話をもうすることはないです、やっぱり胸が痛くなるから。

そういうような生き方を、彼はしてました。

村上から、彼が見込んだ後進たちへのメッセージがあります。

「あなたは間違っていない。だから、このまま続けてください。
黙ってても何も変わらない。誰かがやらなきゃ変わらないのだから」

これらの、西村先生と村上のつながりのエピソードの数々が読める医学書院のwebマガジン「かんかん！」の連載*がアーカイブになっていて、ずっと公開されています。同年輩で、対照的な医師人生を送ってきたようにみえる2人が、同時期にがん患者になって意気投合して…という、僕らでは想像し得ない関係性を感じてもらえたらよいかなと思います。

没後に、奥さまの詠子さんから僕にメッセージがあって、「先生たちと出会えたことが、私たちの宝となりました。村上先生とともに闘病できたこと、光栄にさえ思います」。僕ら村上の身内もね、まったく同じ気持ちです。

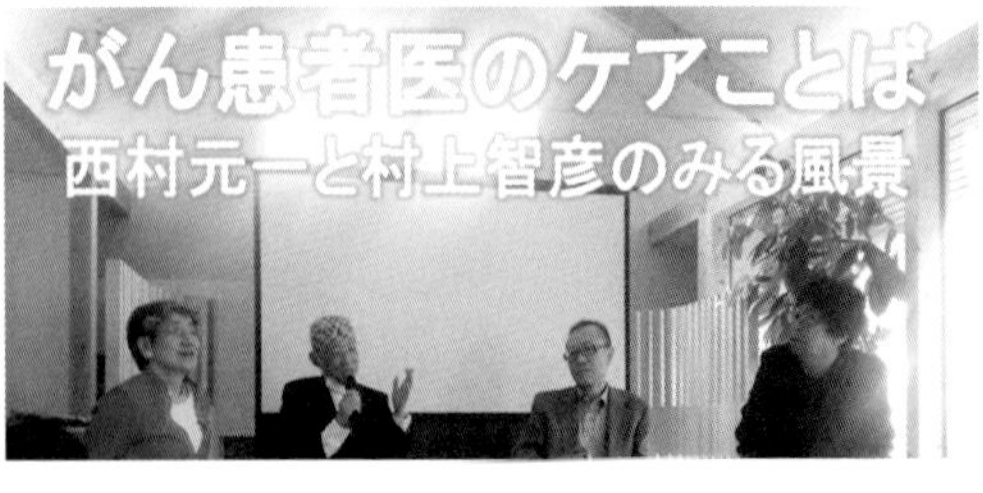

*「がん患者医のケアことば　西村元一と村上智彦のみる風景」アーカイブ2017. 9. 14 update. http://igs-kankan.com/article/2017/09/001050/

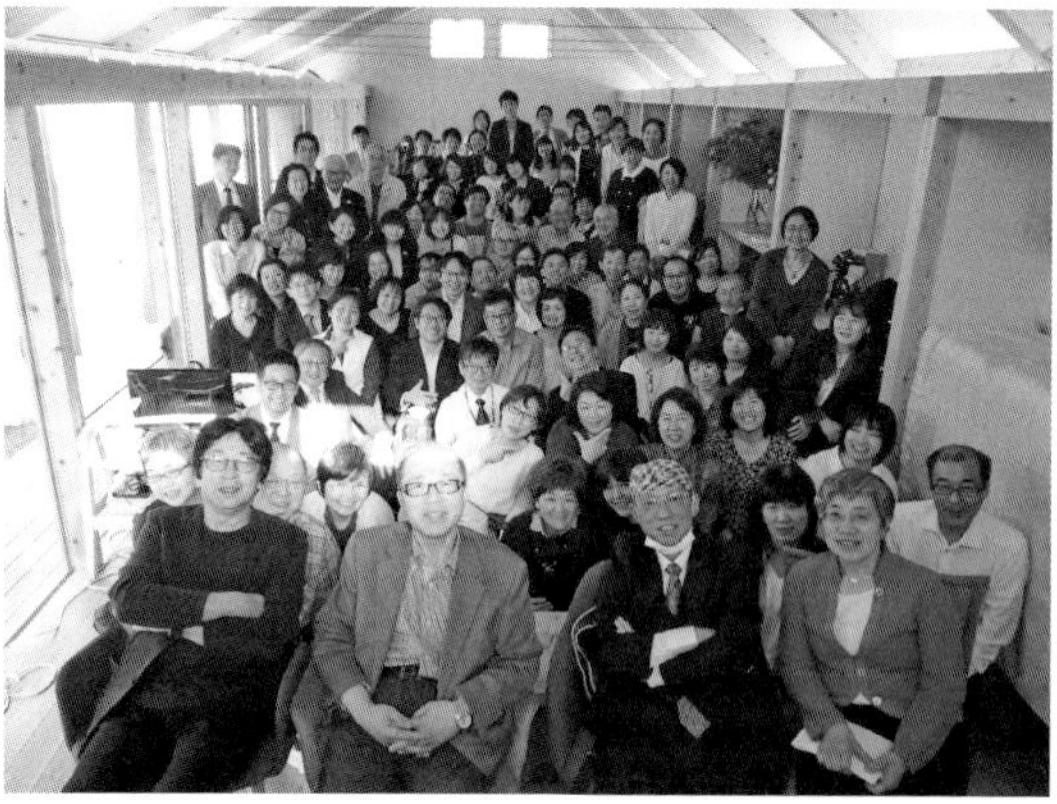

さとうのぶひこ　１９５８年生まれ。富山医科薬科大学（現 富山大学）薬学部卒業。同大学医学部卒業。同大学和漢診療学教室研修医、成田赤十字病院内科、飯塚病院神経内科などを経て、市立砺波総合病院地域総合診療科部長、外来診療部内科部長を歴任、２００９年医療法人社団「ナラティブホーム」創立・理事長。２０１０年「ものがたり診療所」開設・所長。
著書『ナラティブホームの物語　終末期医療をささえる地域包括ケアのしかけ』（医学書院、２０１５年）、『家庭のような病院を　人生の最終章をあったかい空間で』（文藝春秋、２００８年）等。
医療社団法人ナラティブホーム　https://www.narrative-home.jp/

にしむらげんいち　１９５頁参照

ながもりかつし　１９７２年生まれ。東京慈恵会医科大学卒業。佐久総合病院で研修後、村上智彦医師とともに夕張の医療再生に取り組む。栗山町で夕張郡訪問クリニック院長を経て、２０１３年医療法人社団ささえる医療研究所「ささえるクリニック」岩見沢院長・代表理事。Kindle専門電子出版レーベル「ものがたりくらぶ出版」編集長として『白血病闘病中』『ささえるさんスキーム』等刊行。
ささえる医療とささえるさん　http://sasaeruiryou.jugem.jp/

むらかみともひこ　１９６１年生まれ。北海道薬科大学大学院薬学研究科修士課程修了、金沢医科大学医学部卒業。自治医科大学地域医療学教室入局後、各地の地域医療に従事。２００９年若月賞受賞。２０１２年ＮＰＯ法人「ささえる医療研究所」理事長。２０１３年「ささえるクリニック」創立。２０１５年急性白血病発症。再発を経て２０１７年逝去。
著書『医療にたかるな』（新潮社、２０１３年）・『最強の地域医療』（ベストセラーズ、２０１７年）等多数。
ささえるクリニック　https://www.sasaeruclinic.jp/

集合写真◉トークイベント「医療をするもの、うけるもの〜その隙間をつなぐものがたり」（2017年4月15日。主催：ものがたりくらぶ、共催：マギーズ東京/金沢医科大学呼吸器内科、企画：ものがたり企画）。

最前列左から佐藤、西村、村上、秋山正子の諸氏。最後列右奥に永森氏

Key message III-8

「境界はもたないほうがよい」と思っています。

逆に境界をつくるのは臨床家であり、自分の専門性はここまでで、ここから先の専門性はほかにゆだねるという線引きすら自分で考えていく時代だと思います。

III-8

私たちは在宅医療をどう学び、どう実践していくべきか

加藤 忠相 株式会社あおいけあ代表取締役
佐々木 淳 医療法人社団悠翔会理事長・診療部長
高瀬 比左子 NPO法人未来をつくるKaigoカフェ代表
戸原 玄 東京医科歯科大学大学院高齢者歯科学分野准教授
町 亞聖 フリーアナウンサー
山口 高秀 医療法人おひさま会理事長
吉江 悟 ビュートゾルフ柏看護師・保健師
坂本 文武 一般社団法人Medical Studio代表理事

2017年4月28日 at 東京医科歯科大学湯島キャンパスM&Dタワー

僕たち介護側が医師に対して「こういう提案ができますよ」と言えないと、その方の生活が守れないのです。 加藤忠相

私は地域で介護の教育などをして働いています。

18世紀以降、産業は効率性を求めることばかりが中心になり、それがケアの領域にも入ってきています。本来、人の生活がまずあるはずなのに、介護をしている人が「ここか

ら先は看護」「ここから先は医療」というように分断されて、結局その人の最期の瞬間まで立ち会うことが非常に少ない現状がありました。

介護のヘルパーの仕事が「夜勤だけ」「送迎だけ」と細切れだと、何をしているのかわからなくなります。その人の最期の瞬間まで寄り添うのが本来の仕事のはずなのに、パート時間で作業するのが仕事になっていて、介護の本当の価値を残すことができなくなってしまっているのが現在の問題だと感じます。逆に、医療者の方々は、その人の生活の部分をみることがないまま、医療を提供しているかもしれません。

本来なら、その人の生活のなかに「介護」や「看護」や「医療」がそれぞれあるのですから、介護職は医療や看護の領域を勉強しなくてはならないし、医療職は介護やその人の生活の部分をどれだけみることができるのか、といった部分に踏み込むのが大事。在宅医療はその人の人生の最期や前段階からつき合える可能性をもった領域だと思います。

元々ゴミ屋敷に住んでいた認知症のおばあちゃんがいました。

ある日病院に行くと、ヘモグロビン値がかなり低く、重度の貧血と診断され、医師からから「即入院です」と言われました。家が大好きなおばあちゃんは入院を拒否し、「私は『おたがいさん』*というところに行って仕事しているんだけれど、あそこのやつらは私が行ってやらないと困るんだ」と言ったとのこと。

医師からは電話で「重度の貧血なので内服治療を始める必要がある。入院して鉄剤を朝2錠飲んでもらい、3日後に胃カメラの検査をする」と。それに対し「僕たちがおばあ

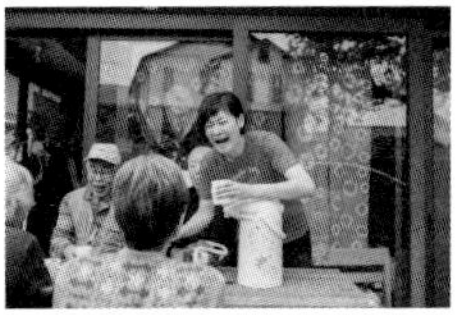

*あおいけあ運営の小規模多機能型居宅介護施設。藤沢市亀井野4-12-35

ちゃんの家まで行き、鉄剤を2錠飲むのを毎朝確実に見届け、1日に何回か訪問して、3日後に検査に行くのでは何か違うの？」と言いました。承諾が取れました。

僕たち介護側が医師に対して「こういう提案ができますよ」と言えないと、その方の生活が守れないのです。この方の場合、ヘモグロビン値が改善したとしても、病院や施設等を転々とさせられ結局家には戻れず、まったく意味のないことになってしまうという可能性もありました。

いま、医療職も介護職も含むいろいろな人たちが、在宅でおばあちゃんを看取っていくところまでちゃんとやる物語である映画『ケアニン』*を作っています。6月から全国ロードショーになります。国民的に意識を変えていくというのも大事で、こういったかたちで学ぶのもありかなと思います。マクロとミクロ、いろいろな視点を織り交ぜながら、みんなで学ぶということを実践していきたいと思っています。

在宅医療を始めてみて、医師あるいは医療知識だけで患者さんを幸せにすることはできないと実感しました。　佐々木淳

――ただ、では何を勉強すればよいのかというのがよくわからない。そもそも何がわからないのか、何を勉強すればよいのかもわからない状況で、見様見真似で在宅医療をス

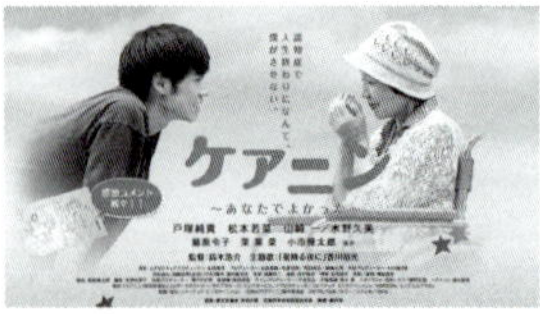

*講演当時の状況。2017年公開。自主上映会受付中（2018年12月現在）
http://www.care-movie.com/

タートしました。

「多職種連携」という概念を、私は在宅医療を始めてから知りました。病院では指示箋に「これやって」と書いて渡しておけば、看護師さんが病棟で全部やってくれましたが、在宅ではそうではなく、看護師さんは看護師さんの頭で考えて動き、医師は医師として動いているというなかでの「連携」って何だろう…と考えるようになりました。

同時に、多職種と連携していくためには、お互いの専門性をある程度知らないと仕事を頼むことも頼まれることも難しいなと感じるようになりました。

また、在宅での厳しいリソースのなかで、患者さんはギリギリでがんばっていたり、またがんばることができずに、本当は望まないかたちで最期を迎えるという方もいて、地域のこと、日本という社会全体、自分たちの子どもや孫が暮らす将来の日本はどうなるのだろう…ということを考えるようになりました。ネットの世界、SNSなどで世情不安を煽るような情報がたくさん流れていますが、そこに示されている数値や統計の読み方は正しいのか、前提となっている設定自体が適切なのかなども自分の頭で考えていかないと、そうしたデマかもしれない情報に右往左往しているだけでは世の中はよくならないのではないか、というようなことも感じるようになりました。

また、在宅医療はやりがいのある仕事であると思う一方、実は成長しにくい世界でもあるかなと感じます。病院では、よくも悪くもガイドラインやプロトコールとそれに対するエビデンスが明確にあり、最適な医療を提供していくプロセスが一般化しています。しかし、在宅医療では医師の「俺流」を外部がチェックする仕組みはありません。患者さんの価値観よりも、医師が自らの考えを優先してしまうこともあるかもしれません。

また、在宅医療は「結果」が見えにくい。病院であれば、この手術をして2週間以内に退院させなくてはならないという明確な目標があり、さまざまに比較される現状がありますが、在宅医療の場合は「安心」や「満足」がアウトカムです。「患者さんがよいって言っているのだからよい」ということになるのですが、それが最善の選択肢であったかどうかはわかりません。自分が医療者として成長すればするほど、あのときにああいう選択や提案もできたよね、ということは思います。それは、経験を積むなかで感じるのですが、そのときはわからないです。そのときの自分にとってのベストだから。

そして、質と評価が比例しません。「よりよい医療」をめざすと、地域の事業所から評価され、患者さんが増えるかというと、実は必ずしもそうではないのです。例えば、認知症でBPSDがある方がいる。「その行動を薬で抑え込むのではなく、どうしてこういう行動をするのかを皆で考えるべきではないか」と提案するとどうなるかというと、主治医を変えられる、切られてしまうことがあるのですね。「そうですね、一緒に考えましょう」というところもありますが、手っ取り早く向精神薬を出してくれる医師に変えてしまおうという施設やケアマネジャーさんもおられます。

主治医を切られるということは患者さんとの関わりがなくなってしまうということなので、患者さんによいことをしようと思ってもその機会が奪われてしまう…。もちろんケアをする方たちにも事情があるので、それも勘案しながら――多職種連携という視点においてもスムーズにとは思いますが、患者さんのＱＯＬの優先順位があまりにも下になってくると、行動を起こさざるを得なくなる。そして主治医を外され、患者さんとの関わりが終わるという悪循環が起こり得ます…。こんな不毛なことが地域で起こらないためにも、やはり患者さんを中心に、関わりの目的が共有できること、課題が共有できること、そして課題解決のプロセスが共有できていることがとても大切だと感じます。

これが、私が「在宅医療カレッジ」を始めたきっかけの１つです。

フラットなスタンスで臆せずに自分の言葉で伝えることができるには、多様な人たちとの関わりが必要です。　高瀬比左子

「未来をつくるkaigoカフェ」は介護やケアに関わる方たちが、自分らしく思いを語り、学ぶことができる対話の場です。7年ほど前から始めて、現在は地方での出張カフェやファシリテーター講座、他団体とのコラボレーションなど、いろいろな方を巻き込んで活動を続けることができています。私自身、訪問と施設の現場どちらも経験し、施設ケアマ

ネジャーとして勤務するなかで同僚や上司、他専門職との対話においてさまざまなコミュニケーションギャップに悩んでいました。利用者本位のケアを目標に掲げていても、お互いを理解し合う風土やチームワークができていなければ理想は実現できない、そのためには多職種がフラットに対話できる関係性が必要だと思ったのです。さまざまな勉強会やセミナーなどに参加してみましたが、私が「ここでずっと学びたい」と思えるような場所に出会うことができませんでした。だったら、自分らしくいられるような、対話を通じてつながることができるような場をつくりたい、と思ったのがカフェを始めたきっかけです。

カフェには介護職以外の医療福祉専門職はもちろん、経営者や介護保険外事業者、介護家族や一般企業の会社員、学生など、さまざまな立場の人に参加していただき、広い視野で業界全体の課題や方向性を考えることができています。まずは異なる立場に置かれている人がどんな考えをもっているのかを受け止めること、それが自分たちの現場や地域に戻ったときに必ず生きてくる、と感じています。また、対話を重ねるなかで、介護、看護、医療、それぞれの業種だけでは、目の前の人の要望を満たすことはできない、多職種はもちろん、地域とのつながりもつくっていくことが必要だということに気がつきました。

4年目に入ってから始めた「kaigoカフェファシリテーター講座」は、カフェのような場を立ち上げたいという方はもちろん、地域とのつなぎ役ができる人材を増やしていく、という目的から始めました。高齢者は高齢者、障害者は障害者など、制度やしくみで分断されているなか、ゆるやかに地域のなかでのつながりをつくっていく役割を担うのは、私

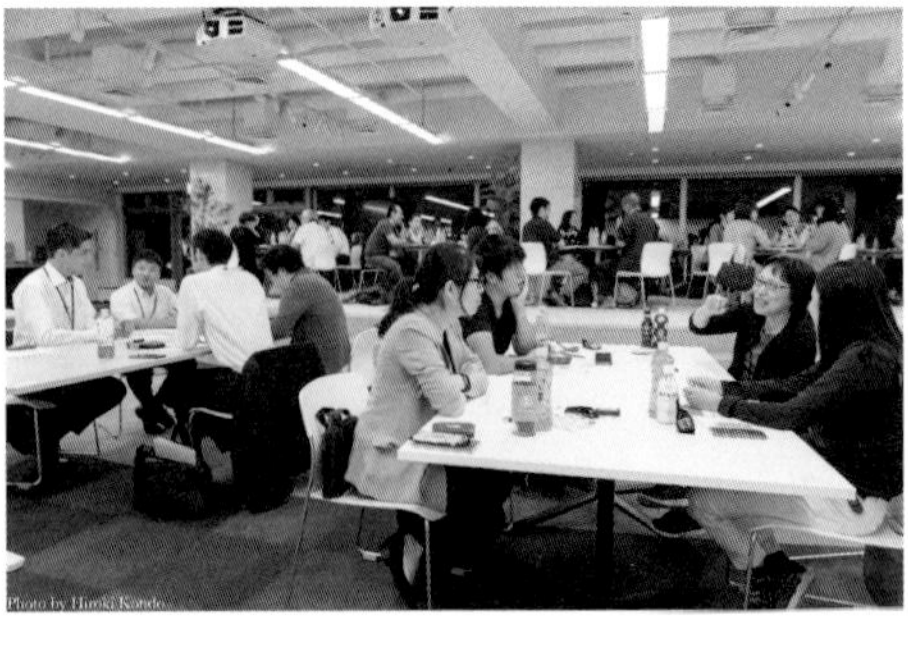

未来をつくるkaigoカフェが主催する「未来の働き方をつくるワークショップ」の風景

たち医療福祉職が適任なのではないかと思います。ケアに関わる専門職が地域に居場所をつくるスペシャリストになること。さらに全国に広がったそのメンバーがゆるやかにつながり、豊かにいきいきと活動ができるようになることで、元気な、安心して暮らしていける地域づくりにも役立てると思います。地域のなかで養った「つなぐ力」は、現場での多職種連携にも還元できます。地域のまったく異なる環境におかれた多種多様な人たちと対話がままならず、思いどおりにいかない経験により、どんな相手とも共生していく必要があることを学びますし、同時に打たれ強さも身につけることができます。

フラットなスタンスで臆せずに自分の言葉で伝えることができるには、多様な人たちとの関わりが必要です。やはり、所属する法人や事業所内に閉じこもっていては難しいでしょう。私はカフェの活動を通じて、地域で活躍できる医療福祉専門職をさまざまなかたちで後押しできるような取り組みをこれからも進めていきたいと思っています。

歯学部の学生教育を変えていくこと。摂食嚥下や訪問診療専門の単独講座がこれからの時代に必要だと思います。 戸原 玄

本日の会場として、わが東京医科歯科大学にいらしていただいていてありがとうございます！ 先ほどの高瀬さんの「人を育てて増やしていく」という話を聞きながら、僕も後輩

を育てて地域にばらまいていきたいなと思っているのですが、この会場にその顔が見当たらないという…。気にしないでいきます。

僕は在宅の嚥下障害の患者さんを診にいっています。なぜ始めたかというと、喉だけが悪くて体がピンピンしている患者さんはあまりおらず、そういう方に大学に来ていただいて診てみても、結局あまりよくわからないので、自分で在宅に行ってしまおうということで始めました。いまは9割以上の時間を在宅に出て過ごしています。

実家は開業歯科医です。歯学部卒業後、大学院へ進みましたが、このときは嚥下のエの字も、訪問のホの字もまったく知らず、自分自身が訪問をするようになるとはまったく思っていませんでした。1999年に指導教授のひと言で、藤田保健衛生大学のリハビリテーション学科へ学びにいき、そこからさらにアメリカのジョンズ・ホプキンズ大学へ移って摂食嚥下の勉強を始めましたが、回復期の患者に対する嚥下リハだけ学んでいました。このときのことをふり返ると、口から飲み込みの部分しか診られておらず、座り方（シーティング）や呼吸や栄養のことなど知りませんでした。いま考えると、恥ずかしい限りです…。

2002年、大学に摂食リハビリテーション外来ができました。このころから大学に戻っていて口腔外科の患者さんなどを診始めました。同時に外勤の訪問診療で嚥下障害の患者さんを診るようになりました。診始める前は維持期の患者さんがよくなるイメージがつかめませんでしたが、それらの患者さんがだんだんよくなっていくことを実感できました。ただ、自分ひとりでひっそりやっている感じが否めませんでした。

いまでは、歯科が在宅で嚥下障害を診るのも当たり前になりました。歯科がＶＥ（嚥下内視鏡検査）をするのも当たり前になってきました。多職種連携の卒後教育の機会もかなり多くなり、介護ケアまで勉強するようになりました。多少の地域差はあれど、臨床はいまの傾向で進んでいくと思います。しかし、依然として学生教育は「手先を動かすことが王道だ」という傾向で、一般の歯科診療の練習ばかりです。卒前教育を変えていって、摂食嚥下や訪問診療専門の単独講座がこれからの時代に必要だと思います。

病院か、在宅か？　大事なのは場所ではなく、人だと思っています。患者さんから「あなたがそばにいてくれてよかった」と思ってもらえるような医療・介護職をめざしていただけたらと思います。

町　亞聖

母を在宅で看取った患者家族の立場から、医療・介護職に私が求めるのは２つです。

❶当たり前のことを当たり前にしてほしい。

❷もし目の前にいる利用者や患者が、自分や自分の家族だったら…という想像力を働かせてほしい。

これまで、介護に携わる現場で汗を流す人、認知症当事者、介護の会社を経営されているトップの方などさまざまな立場の方にお話をうかがってきました。現場からは、できない言い訳・やらない言い訳が聞こえてきます。看護師は医師にものが言いにくい、介護職・薬剤師も医師にものが言いにくいという現状があります。

でも、もし目の前にいる利用者が自分の母親だったら、父親だったら…。自分の家族に飲みきれないくらいの薬が処方されていたら、「この薬の量はおかしくないですか」って言いませんか？　それを、専門知識があるみなさんが「言えていない」ということが、「当たり前のことを当たり前にできていない」ということだと思います。

介護の現場には人手不足や賃金などさまざまな問題があります。1人では解決できないかもしれません。私が末期がんの母を看病していた20年程前、当時は「多職種連携」という言葉はありませんでした。在宅医療の体制も未整備のなかで、たまたま近所の病院に緩和治療という画期的な試みをしている病院があったおかげで、訪問診療、訪問看護を受けて、母を自宅で看取ることができました。

「住み慣れた地域やわが家で最期まで」

この言葉は本当に魅力的なのですが、自分が実際に体験してみて、そんなに甘いものではないと痛感しています。これまでの在宅医療カレッジでは、「病気を治す」ということ以外のケアについて多くの講義があって、学ぶことができました。最期まで食べることを支えること、ポリファーマシーの改善など、やれること、やるべきことはたくさんあります。このような医師以外の専門職が力を発揮できる領域が重要で、それを実現できるのが在宅なのではないかと思います。

私が在宅医療カレッジですごく印象に残っているのは、西村元一先生*です。先生は、がんの専門医でありながら、自らがん患者になったという方でした。当事者にならないとわからないことがあります。西村先生もおっしゃっていました。「いままで何千人という患者を診てきたが、自分ががんになってはじめてわかること、見えてきたものがあった」と。がんの専門医は「5年生存率」ということを当たり前に口にし、西村先生ご自身も「70%の5年生存率だから大丈夫ですよ」と患者さんに対して伝えてこられたそうですが、患者として言われる立場になったら、「自分が残りの30%に入ったらどうしよう…」と不安でたまらないものだと。

医師でも、当事者にならないとわからないことがやっぱりあるわけです。でも、その当事者の思いを理解しようとすることは、「想像力」「考える力」がある人間だったら誰にでもできると思います。自分の家族とまったく同じように接するというのは難しいと思いますが、目の前にいる利用者ご家族も含めて、ぜひ想像力を働かせて、その人に寄り添うという姿勢をもっていただけたらなと思います。

*III-5(187頁)参照

僕のなかで大事だと思うのは「ありのままを見つめる」ということ。患者さんの気持ちを医療にそのまま当てはめるというのではなく、見つめていく。

山口高秀

私は元々救急医療出身で、在宅医療を始めて11年目、今年43歳です。救急では亡くなる方が多く、来られた方の3割が亡くなる世界でした。

忘れられないエピソードもあります。

交通事故で運ばれてきた男性が内臓破裂で運ばれてきました。だいたい救急に患者さんが運ばれてきたときの特徴は、「痛いからなんとかしてくれ」と喋ってこられるんですね。この方の腹中には結構な損傷があり、麻酔をかけた瞬間に血圧がドバっと下がって、そこから必死に救命するけれども亡くなってしまうだろうという病態でした。

「大丈夫だぞ。病院に着いたから大丈夫だぞ。救急車がちゃんと運んでくれたぞ」と周囲が声をかけます。でも、本人は全然大丈夫じゃないんですね。

「痛いからなんとかしてくれ」

「うん、わかった。とにかく大丈夫。これから麻酔をかけて手術するから。どういう状態かは手術後にちゃんと説明するから。いまから麻酔かけるぞ」と言って麻酔をかけるも、そのまま救命できずに亡くなられてしまう。チームのみんなで全力を挙げて、丸一日以上救命医療を続けるんですが、それでも亡くなってしまう。

「大丈夫だぞ」「なんとかしてくれ」「うん。わかった」

これが最後の会話になってしまう。

在宅医療の現場に入ってからも、『『よくしてあげること』ってできるのか?」『『治してあげること』ってできるのか?」と、最期には看取り、やっぱり、死ということが指標になるなかで、医師として何をすればよいのかを考えながら11年間過ごしてきました。

僕のなかで大事だと思うのは「ありのままを見つめる」ということ。

患者さんの気持ちを医療にそのまま当てはめるというのではなく、見つめていく。

患者さんにお薬を出して問題が解決できるのは、せいぜい2、3割です。

患者さんを病気でみるのではなく、引き算の視点が大事で、その人のもっている組み合わせのなかで何をしたらどうなるか、と考えていく。疾病モデルというより、生理学や基礎医学的なことをしっかり勉強して、在宅で暮らす人間としての患者さんの生態に総合的に対応していくという医療的な勉強が必要なのではないかと考えています。

そうはいっても、医療モデルではよくならないし、生活モデルで取り組んだとしてもどうしようもないという方もいると思います。たとえば、先に述べた大事故の方などです。病院に運ばれてきた段階でもうどうしようもない状況ですが、「大丈夫」と声をかけたら「大丈夫」感が出るというのか、大丈夫な感じになるというか…。せめて、そのときの支えになるような関係性をつくることも大事かと思うのですが、ここはどうしたらよいかというのは僕にはわからないところです。

「その人の支えを強める」といったことを小澤竹俊先生[*1]はおっしゃっていましたが…どういったアプローチがいいのか、僕にはまだわかりません。でも、医療モデルのことも生活モデルのこともしっかり学んで、うまく組み合わせることができたら、「在宅医ってすごいな！」という境地にいけるかもしれないなんて思っています。

法人の壁を越えて同じエリアで価値観を共有できるような学習の積み重ねをしていかないといけないのではないか。それが「規範的統合」だと思いますが、まだまだ難しいと感じています。

吉江 悟

私は看護師です。「ビュートゾルフ」[*2]というオランダで広がっている組織の名称を使った訪問看護ステーションや住民の通いの場をやりながら、大学でも非常勤で働いてい

[*1] III-4（175頁）参照

[*2] Buurtzorg。2006年創立の非営利の在宅ケア組織。10年で900チームの訪問看護事業所で約1万人の看護師・介護士が働く一大ネットワークに成長し、国際的な注目を集めている。ヨス・デ・ブロック（Jos de Blok）代表

ます。その経験から、専門職が学習を通じて継続的に成長していくために必要だと思うことが3つあります。

❶学習の動機を得る機会です。

習得すべき知識の領域があり過ぎると感じています。領域を整理するよりも、まず学習を自らしたい、しなくてはいけないと思うような機会が必要です。臨床に従事していると、日々の実践のなかでわからないことがたくさん出てくるので、机の上で何かを読むよりも動機を得る機会に恵まれていると感じます。必然と、自分の実践のみならずほかの人の実践にも触れることになりますので、より学習の動機を得ることができるかと思います。

また、私は、ビュートゾルフ柏を開設してはじめてFacebook（フェイスブック）を使いだしました。使ってみてわかったのは、情報がどんどん流れてくるということ。私自身は便利だと思い、ずっと使っています。情報にすぐアクセスでき、さらにそこから動機を得ることができます。

❷自分に合った学習スタイルを知っていることです。

教育の機会が多いため、選ばないと無駄になってしまうと思います。有効に学ぶためには、自分がどういうかたちで知識を得てきたか、どういうかたちでやると効率的に消化できるかを知っていることが大事だと感じます。

❸情報とその入手方法を知っていることです。

情報がたくさんあるのはよいことですが、その質のよし悪しをリテラシーとして理解しておくことが重要だと思います。昔ですと、学術書をきちんと読んでというアナログ主体の学習スタイルだったと思いますが、いまはインターネットがあり、情報の質さえ吟味できれば、効果的な情報収集や学習がデジタルでもっとできるのではないかと思います。

研究職をやっていると、「勉強が好きなのですね」とよく言われるのですが、卒前の座学教育はほとんど覚えていない状況です。ただ、実習で目の前にいた患者さんの顔とか病気・飲んでいた薬などはいまでも覚えていて、その方と似たような状態の方に出会うと、当時の知識やそこからアップデートされた知識を提供したりしています。

そういったこともあるので、ただ本だけ読んでいても何も入らないと感じますが、臨床に従事するなかで動機づけは得られると思います。言い方を変えると、動機づけがないまま学習しても身にならないと思っているので、個別のテーマを整理していく作業以上に、学習の動機づけをする場が必要だと感じています。

看護は認定看護師、専門看護師などコースがたくさんあり、系統的なカリキュラムが整備されていますが、私自身は系統的な学習が苦手で、看護に限らず広く浅く学ぶことを好んでいます。

学んでいくうえでの課題も感じます。

1つ目は、多職種チームの継続性（continuity）です。

病院だと、一緒に切磋琢磨するメンバーがある程度固定されていますが、在宅領域だとくに都市部だと患者さんごとにメンバーが異なり、一度みんなで学び合ったノウハウが、次なる将来の患者さんに投下されないということを感じます。法人の壁を越えて同じエリアで価値観を共有できるような学習の積み重ねをしていかないといけないのではないか。それが「規範的統合」だと思いますが、まだまだ難しいと感じています。学ぶための境界はないほうがよいと思います。

2つ目は、多職種間のヒエラルキーに関する意識です。

ある程度固定されたメンバーで定期的に議論できる場があれば、ずいぶん学習効率が上がるのではないかと思います。固定メンバーで学び合っていると、安心感はあるんですね。とくに介護・看護の人間は、はじめて会う先生（医師）がその場にいると、とても気を遣います。その先生から1つでも「上から目線」なコメントを言われたら、それ以降はほとんど言葉を発しなくなるような傾向もあります。私は比較的気にせず、何でも発言してしまいますが、多くの介護・看護職はそうした傾向があるように感じますので、教える側やヒエラルキーの上層にあるとみなされがちな職種がかなり配慮して心理的安全を担保しないと、住民を最も身近に支えている介護職が思う存分に疑問をぶつけていくことができないのではないかと思います。

何か新しい情報に触れる。それが面白い、それ自体が教育であり、学習ではないか。

坂本文武

私は元々、地域福祉や市民活動を応援するＮＰＯの経営を専門として仕事をしてきました。そのかたわら大学で教えながら、いまは自分たちの社団であるMedical Studio＊に専念し始めているところです。

そこで私たちは医療専門職に向けて、地域ケア教育を提供しています。臨床的な教育スタイルではなく、生活支援や地域支援においてどんなことが求められていて、何を学ぶべきなのかということを、医療専門職に伝えるところです。

その事業を行なうにあたって、まず学びの世界観を整理しようと思いました。知識、技能、価値観で分けて考えようとして、かつ病院や施設での臨床で患者・家族に対応していた部分を、さらに生活支援や地域ケアまで広げていかなくてはならなくなった場合に、どこで、何を学んでいけばいいのか、そのための学びの手法、方向性、学ぶための学問領域、仲間、単位が全部違ってくるんですね。それを整理したことで、１つの課題にあたりました。

在宅診療をされている医師を含めたプライマリ・ケア（総合診療）の先生方は、「何のプロフェッショナリズムをもって、医師の仕事をやられているのか」ということです。プロ、専門職であるための定義が、教育のカテゴリーと範囲をある程度規定しますので、プライマリ・ケアとはどこまでが守備範囲なのだろうかと。

先に吉江さんから「学びの境界がないほうがよい」という話がありましたが、私たちも結論としては、「境界はもたないほうがよい」と思っています。逆に境界をつくるのは臨床家であり、自分の専門性はここまでで、ここから先の専門性はほかにゆだねるという線引きすら自分で考えていく時代だと思います。

医療専門職の場合、短期的問題解決思考が非常に強い傾向があります。目の前の方を救ってあげたい、助けてあげたいという気持ちが強いがために、思考として、習慣的に短期的問題解決に専念する傾向があるということです。ですから、学習も手短かに、即効性のある、問題解決に貢献するものに、すぐ手が出るんですね。

それ自体はとてもよいことですが、ただし問題解決へのアプローチが1つしかない可能性もあり、とりあえずこれをやろう、これが成功したから次はこれ、というようにモデル化してしまうリスクを感じます。モデルで説明をしたがる、もしくは、1つの型をつくりたがる。その型によって救うことができる患者の数も増えますが、救えない患者に対して気づく機会が減るというリスクを感じています。

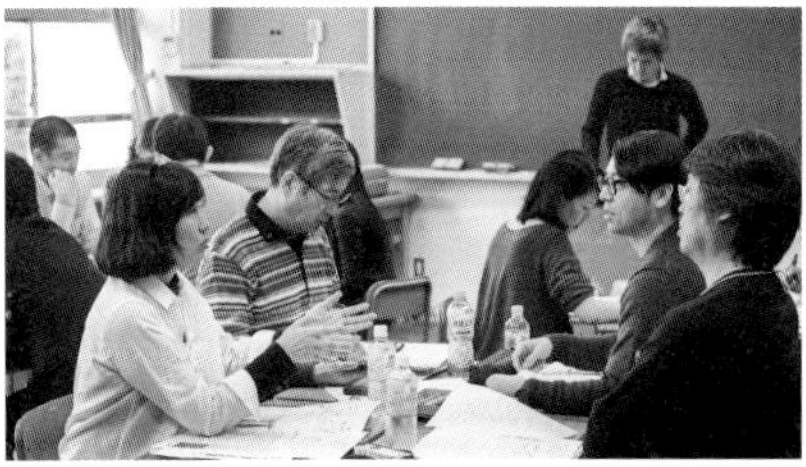

*Medical Studioが主催するコミュニティ・ヘルスケア・リーダーシップ（CHL）学科の研修風景

1つの事象に対しても、物の見方はいくつもありますよね。地域・在宅の世界で問題解決の方法は多様にあって、そのなかからどれを選びますか？　というアプローチが大事になります。そうしないと、型を決めてしまったなかでの成功体験から出られなくなりますから、そこは気をつけたいと思います。

次に、どのような学びがよいのか。

私たちは専門のベンチャー企業と一緒に、eラーニング*を立ち上げようとしています。彼らと話し合っていたとき、「これからの学びのスタイルはソーシャルラーニングだ」と説明がありました。つまり…、

人を介して学んでいく。場が学びではない。学ぶために場がある。

フェイスブックやツイッターや、インスタグラム（Instagram）もそうです。移動している最中にスマートフォンを眺めて、ちょっと気になった誰かの発信に対して「なるほど、そうだな」と思うこと、そういった気づき自体が学びであり、そのくらい日常的に落とし込んでいかないと、現代の学びは追いつかないのではないかと思います。

とりわけ医療・介護職は多忙かつオーバーワークしていることが多いので、ある学びのために誰かの講義を30分聴くために時間を割いて、かつ椅子に座る機会を確保するという

のは、相当問題意識が強くないとできないのではないかと思います。

つまり、1つの事柄についての学びは3分とか、もう1分くらいの長さにまとめ、それを多数つかんでいく。細分化して、日常生活のなかで気軽に情報を得ていくようにしていかないと難しいのではと感じます。

「教育」というと、教える側の方は、ちゃんと体系立てて教えないといけない、相手が理解しているかも確認しなくてはならない、それが行動として変容しているかどうかも確認しないといけない…、と考えがちですが、そういう周到なことをして、現代の医療業界の状況に追いつくのかというと、それ以上のスピード感で、現場は変革を求められているように思います。とにかく、気軽に1、2分で学べることをたくさん積んでいくことがより実践的で、その体験が1日に10個あれば10の気づきになり、それを蓄積すれば30分の学習になります。

新しい時代の学び方として、1つの提案でした。

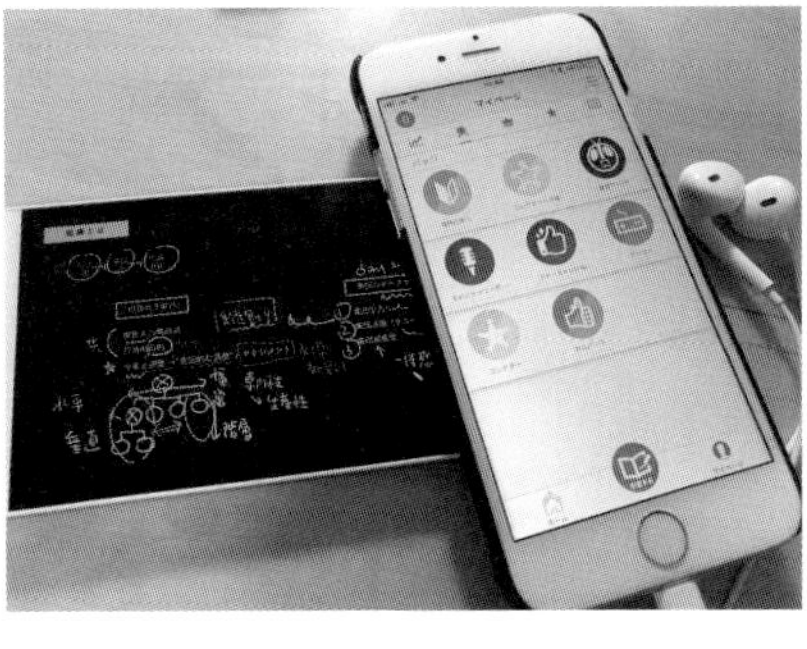

*スマートフォンで配信するeラーニングの画面イメージ（2018年11月現在、サービスイン準備中）

かとうただすけ　21頁参照　　**ささきじゅん**　版籍頁参照

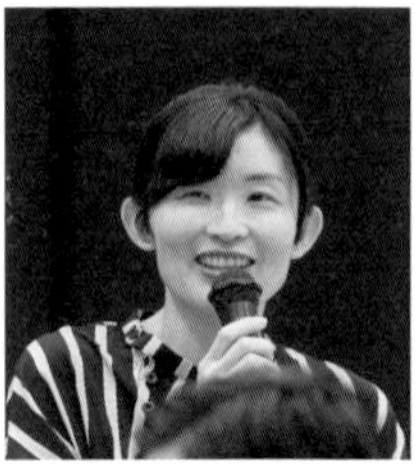

たかせひさこ　共立女子大学国際文化学部卒業、一般企業を経て、NPO団体で高齢者ボランティア団体の設立支援に従事。その後、ヘルパー講座や訪問介護事業所の立上げに関わる。ケアマネジャーとして働きながら、2012年「未来をつくるkaigoカフェ」発足・主催。学校機関への出張カフェイベント、一般企業等でのキャリアアップ勉強会や講演といった対話型の場づくり、勉強会の設立支援を行なっている。
著書『介護を変える未来をつくる　カフェを通して見つめるこれからの私たちの姿』（日本医療企画、2016年）等。
未来をつくるkaigoカフェ　http://www.kaigocafe.com

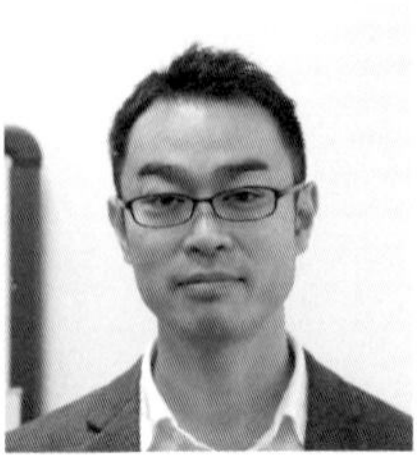

とはらはるか　1972年生まれ。東京医科歯科大学歯学部卒業、藤田保健衛生大学医学部リハビリテーション科研究生、ジョンズホプキンス大学医学部リビリテーション科留学を経て、東京医科歯科大学歯学部大学院卒業。2005年同大学歯学部摂食リハ外来、外来医長。2008年日本大学歯学部摂食機能療法学准教授、2013年から現職。在宅のVE（嚥下内視鏡検査）普及活動を続けている。
摂食嚥下関連医療資源マップ　http://www.swallowing.link/

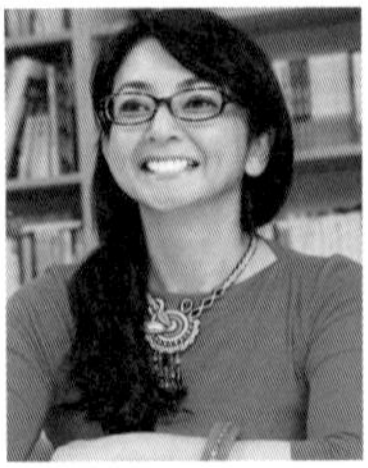

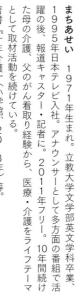

まちあせい　1971年生まれ。立教大学文学部英文学科卒業、1995年日本テレビ入社。アナウンサーとして多方面の番組で活躍の後、報道キャスター・記者に。2011年フリー。10年間続けた母の介護、父のがん看取り経験から、医療・介護をライフテーマとして取材活動を続けている。
著書『十年介護』（小学館、2013年）等。
町亞聖オフィシャルブログ　https://ameblo.jp/machi-asei/

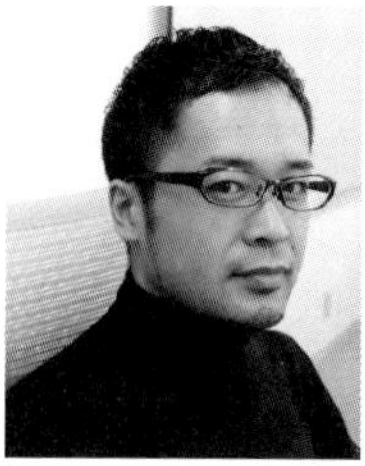

やまぐちたかひで　１９７４年生まれ。大阪大学医学部卒業、同附属病院特殊救急部、西宮市立中央病院外科、大阪府立急性期総合医療センター救命救急センターを経て、２００６年在宅医療やまぐちクリニック開業、２００９年医療法人おひさま会設立、理事長。株式会社Global Medic設立。２０１１年Globis経営大学院経営学修士取得。
医療法人おひさま会　http://zaitaku-clinic.net/

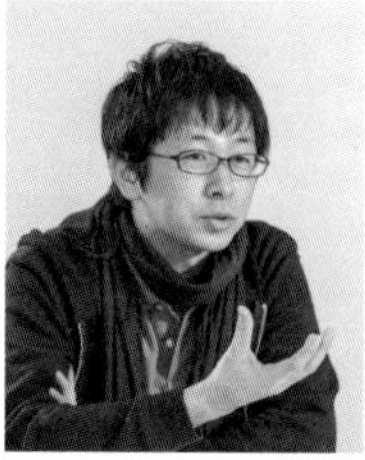

よしえさとる　１９７９年生まれ。東京大学医学部健康科学・看護学科卒業。虎の門病院看護師、東京大学ジェロントロジー寄付研究部門、同生命・医療倫理教育研究センター、高齢社会総合研究機構などを経て現職。２０１１年から千葉県柏市における在宅医療推進プロジェクトを担当。２０１５年非営利型一般社団法人Neighborhood Care設立、代表理事。
Neighborhood Care　http://neighborhoodcare.jp/

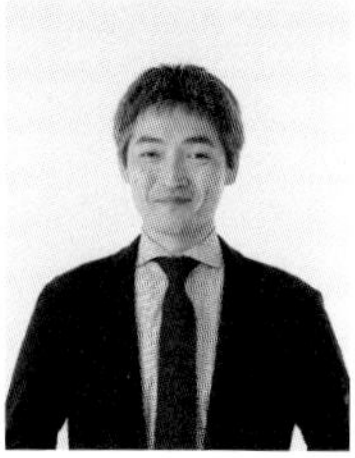

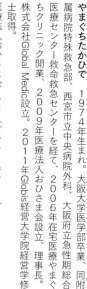

さかもとふみたけ　１９７４年生まれ。早稲田大学社会科学部卒業、米国Case Western Reserve大学院にて非営利経営学修士課程修了。２０１５年まで立教大学大学院21世紀社会デザイン研究科特任准教授。ＮＰＯや社会的責任を果たす企業（ＣＳＲ）など、暮らしのなかの課題解決を本旨とする組織に対する経営コンサルティングと、企業の広報コンサルティング業務を経て、現職。
著書『環境ＣＳＲ宣言　企業とＮＧＯ』（共著、同文舘出版、２００８年）・『ボーダレス化するＣＳＲ　企業とＮＰＯの境界を越えて』（共著、同文舘出版、２００６年）『ＮＰＯの経営　資金調達から運営まで』（日本経済新聞社、２００４年）等。
Medical Studio　http://medical-studio.jp/

教授一覧 登場順・2018年11月現在

木之下 徹（のぞみメモリークリニック院長）
加藤 忠相（株式会社あおいけあ代表取締役）
藤原 瑠美（ニルスヘンメット共同代表）
裵 鎬洙（アプロクリエイト代表）
樋口 直美（レビー小体病当事者）
丹野 智文（若年性アルツハイマー型認知症当事者・おれんじドア実行委員会代表）
秋下 雅弘（東京大学大学院医学系研究科加齢医学教授）
平井 みどり（兵庫県赤十字血液センター所長）
山崎 泰広（株式会社アクセスプランニングチーフコンサルタント）
金谷 節子（金谷栄養研究所所長）
吉田 貞夫（医療法人ちゅうざん会ちゅうざん病院副院長・金城大学客員教授）
若林 秀隆（横浜市立大学附属市民総合医療センターリハビリテーション科講師）
五島 朋幸（ふれあい歯科ごとう代表）
前田 圭介（愛知医科大学病院緩和ケアセンター講師）
山崎 章郎（在宅緩和ケア充実診療所ケアタウン小平クリニック院長）
永井 康徳（医療法人ゆうの森理事長）
森田 洋之（南日本ヘルスリサーチラボ代表）
小澤 竹俊（めぐみ在宅クリニック院長）
西村 元一（元 金沢赤十字病院副院長）
宇都宮 宏子（在宅ケア移行支援研究所 宇都宮宏子オフィス代表）
佐藤 伸彦（医療法人社団ナラティブホーム理事長・ものがたり診療所所長）
永森 克志（医療法人社団ささえる医療研究所理事長）
佐々木 淳（医療法人社団悠翔会理事長・診療部長）
高瀬 比左子（特定非営利活動法人未来をつくるkaigoカフェ代表）
戸原 玄（東京医科歯科大学大学院医歯学総合研究科高齢者歯科学准教授）
町 亞聖（フリーアナウンサー）
山口 高秀（医療法人おひさま会理事長）
吉江 悟（非営利型一般社団法人Neighborhood Care代表理事）
坂本 文武（一般社団法人Medical Studio代表理事）

―学長より―

当たり前のことを当たり前に

「町さんに『学長』をお願いしたいんです」

主催者の佐々木淳先生に声をかけられたのは、木之下徹医師を「教授」にお招きした第1回在宅医療カレッジがスタートする、たしか3分前⁉ それから3年たつが、あっという間でもあり、10年分くらいに相当する中身の濃い学びの時間を、全国各地から集う志のある多職種と過ごすことができている。医療や介護の専門職ではない私は、ジャーナリストとしてではなく1人の〝介護家族の当事者〟の立場でこの在宅医療カレッジにずっと参加している。そこに、私が「学長」を頼まれた意義があると思っている。

「地域包括ケア」という概念が介護保険に盛り込まれてから10年以上たつが、いまだに多職種連携に手をこまねいている地域があるのは残念でならない。私が母の看取りを経験したのは約20年前のこと。その時よりも今のほうが本人や家族にとっては安心して在宅で過ごせるはずなのに、現実が伴っていないのはなぜだろうか？ 連携がうまくいっていない理由として「ルールの違う競技をしているようだ」と表現した介護職の人がいたが、病気を治すことを第一の目標とする医療と生活を支えることを目標にする介護は、そもそも始めからルールが違うのである。また、どうしても医療が看護の上に、看護が介護の上に…という職域意識が払拭できないでいることも連携を阻む要因になっている。

地域包括ケアの目的は、多職種が連携することではない。連携するのは当然のことで、「住み慣れた地域で最期まで当たり前に暮らす」という1人ひとりの願いを実現するために連携するのである。そして、最期まで地域で暮らすということは、地域や家族の力で〝看取る〟ということでもあり、病気を治す医療から、支える・見守る医療と介護へと大転換をしなければならない時が来ている。今なお、多くの人が「先生にお願いすれば何とかなる」そして「病院に行けば安心だ」という「病院神話」を捨てられないでいるが、在宅医療カレッジでは、この固定観念を覆すべく、病気を治す以外の介護やケアの選択肢があることを学んでいる。そのなかで、私は〝医療には限界があるが、介護ケアには無限の可能性がある〟ということを確信している。

在宅医療カレッジで、私たちに気づきの種を蒔いてくれた「教授」のみなさんに心から感謝をしたい。本書に収載された幾人かの思い出に触れると、認知症当事者の立場から話をしてくれた丹野智文さん（53頁）と樋口直美さん（43頁）。絶望から希望を見出し、社会に語り続けている2人は「認知症になったら何もできなくなる」という世間の思い込みや決めつけを完全に否定してくれた。まだ出口を見つけられないでいる認知症の方たちの道標となるに違いない。「昨日の医学は教科書の中に、明日の医学は患者の中に」という樋口さんのメッセージを、専門職の方は胸に刻んでほしい。また、「最期の1スプーンをめざして」を合言葉にがん患者や高齢者など飲み込みが悪くなった人が食べられる嚥下食の開発に長年取り組んでいる金谷節子先生（95頁）。末期がんで闘病する母の食事作りに苦労した経験が蘇り、「食べられなくても香りだけでも食事を楽しむことはできる」との言葉に、涙を止めることができなかった。

再会もあった。お1人は、去年胃がんのため亡くなった金沢赤十字病院の西村元一先生（187，205頁）。実は私が日本テレビを退社しフリーになったばかりで仕事があるかどうか不安でいっぱいだったとき、最初に講演依頼をいただいたのが西村先生だった。「金沢を最期まで暮らしたいと思ってもらえる街にしたい」と語ってくれたのを今でも覚えている。カレッジの講義でも、「自らがん患者当事者になってはじめて患者の気持ちが理解できた」と、正直に言葉にしてくれた。西村先生の想いは、がん患者当事者や医療関係者が交流する場「元ちゃんハウス」となって、今も金沢で受け継がれている。

もう1人はケアタウン小平クリニックの山崎章郎先生（145頁）。山崎先生がいなければ、私は母を自宅で看取ることはできなかった。1990年代は手術ができないがん患者は「もう治療法がない」と言われ、まさにがん難民になってしまう時代だった。そのときに、運命的に手にしたのが山崎先生の『病院で死ぬということ』という1冊の本。家族を置き去りにした病院での救命処置に疑問を呈する内容に衝撃を受けるとともに、「母を家に連れて帰る」という私の決断を後押ししてくれた。〝人間は一生のうちに逢うべき人には必ず逢える。しかも、一瞬早すぎず、一瞬遅すぎない時に〟という言葉がある。20年の時を経て直接、山崎先生に感謝の気持ちを伝えることができたのも在宅医療カレッジのおかげであった。

「老い」「死」を避けられる人間は1人もいないと考えると、専門職も当事者であり、すべての人がこれから「看取り」を経験することになる。「もし自分だったら…」という想像力を働かせて、在宅医療カレッジで得た〝気づき〟を仲間と共有し、行動に移してほしい。また、ナースコールのない在宅医療の場で、本人や家族は大きな不安を抱えている。その不安に寄り添い、本人と家族の覚悟と決断を支えることも専門職の大きな役目になる。看取りで大切なのは、場所ではなく「人」である。〝あなたがそばにいてくれるから大丈夫〞そんなふうに信頼できる専門職に出逢えたら、必ず住み慣れた地域で最期まで過ごすことはできる。

未来を変えるためには「今」を変えるしかない。

納得して人生を生き切るために、1人ひとりにできることをこれからも在宅医療カレッジに集う仲間たちとともに追求していきたい。

2018年11月

町 亞聖

おわりに

学び合いの場を広げるために

2015年3月、第1回目の在宅医療カレッジ準備のとき。果たしてどれくらいの人が在宅医療やケアを「学ぶ」ことに関心をもっているのだろう。どれくらいの会費なら参加してもらえるのだろう…。悩みながら、かつ、まだ受講者が何人くらい来られるのかもわからないなか、とにかく事前に会場として確保したのは、東京ステーションコンファランス。決して会場費の安くない、ただ交通の便のよい場所にしました。ドキドキしながら開催情報を告知・リリースしたFacebookのイベントページは、しかしその翌日には200人分用意した一般公募枠を大きく超える参加表明であふれていました。さらに枠を100人増やしても全然足りず、当日のドタキャンに期待するまでに（結果として、ちょうどぴったりの参加者で収まりました）。4月28日当日の夜。集まってくれた人たちは、みんな「学び」に飢えているように見えました。それぞれの現場で、それぞれが苦悩しながら仕事をしている人たちでした。専門性やフィールドは異なります。しかし、目の前のその患者さんを少しでも「幸せ」にしたいという想いは同じだということ。そして、こうした学びの場に集うことで、それぞれが「仲間」として自然につながっていくのだと実感できました。開催してよかった、と思いました。

こうして始まった在宅医療カレッジは、その後も、おおむね月1回のペースで開催を続けています。

主催者である私は、学びを導くキュレーターとして、医療・介護における古い価値観にヒビを入れるような講師を自分自身の目で探し出し、教授として会場にお連れする役割を担っています。学長の町 亜聖さんは、介護家族という当事者の立場から、参加者に対して、ただこの場で学ぶだけでは満足しないよういつも優しくも厳しい総括で引き締めてくれています。平日の夜間、しかも有料。だけど講義には会場の定員に応じて、毎回100~300人、特別企画のシンポジウムには500~800人が集まります。この求心力の根源は、教授陣が優れていることはいうまでもありませんが、社会をよりよくしたいという熱い情熱をもった参加者集団そのものだと思います。そして、教授と参加者、双方の情熱が呼応し合い、意識変革の波紋は確実に広がってきていると感じます。「講義を聞く」という古典的な学びのスタイルは、一般にその学習効果は高くないと言われています。しかしここでは、講義が終わると参加者はそれぞれの気づきを、Facebookを通してアウトプットしていきます。公開グループやそれぞれのタイムライン上で議論が交わされ、それぞれの視点の違いを可視化します。フラットな関係性のなかで自由にコメントを交わし合うことができます。そして、こうしたSNS上での対話はその場に参加できなかった人も含め、より多くの人と共有され、アーカイブとなっていきます。教授の先生方もそんな参加者の熱意に対し、熱意で応えてくださいます。いつ終わるともわからない質問に丁寧に応え、その後も懇親会では深夜零時近くまで熱い議論に付き合ってくださることもしばしばです。

教授が講義で発信したメッセージが、参加者間で咀嚼される。そしてそのプロセスが、非参加者も含めたより大きなネットワークのなかに拡散していく――。最初から意図したわけではありませんが、従来にないかたちの、学びのプラットフォームとして機能してきているように思います。現在、660人の医師を含む1万人以上のメンバーが登録され、それぞれの発信を共有しています。いまも増え続けています。

前向きな思いをもった人が集まって、つながり、学び合う。よりよい未来を実現するためのポジティブで自由なネットワークの結節点として、在宅医療カレッジは、これからも「学び合い」の輪を広げていきたいと思っています。本書はその一環として企画しました。

装丁写真の撮影を担当してくださったのは幡野広志さん。2018年9月13日開催の在宅医療カレッジ29の場のことでした。写真から会場の熱気までが伝わってくるようです。がん当事者としても発信を続ける幡野さんの切り取る瞬間は、聴衆それぞれの感情までを写し出しているように感じます。本当にありがとうございました。

そして、在宅医療カレッジを運営してくれている悠翔会のメンバー。普段はクリニック内で淡々と平常業務をこなしつつ、カレッジの開講時には時に数百人にも及ぶ参加者に滞りなく対応できる、その企画から運営まで何の指示も受けず、自律・自立して進んでいく……そんな面々です。素晴らしいチームです。また、医学書院の青木大祐さんに、厳しい進行のなか編集部の矜持を見せていただきました。私たちもプロとして、目の前の人の幸せのために、しっかりと責任を果たしていきたいと思います。

最後に、教授のみなさま、本当にありがとうございました。なかでも命を賭してメッセージを遺してくれたおふたり。西村元一先生は化学療法中で体調の優れぬなか、がん患者になってはじめて見えた世界を私たちに教えてくれました。村上智彦先生は、急性骨髄性白血病により、予定されていた講義を「延期」とされたまま旅立たれました。しかし佐藤、永森両先生の言葉を借りて、地域医療にかけた熱い情熱と最先端の取り組みの実際をカレッジ受講者のために共有してくれました。先生方の魂は、多くの人に確実に引き継がれていると思います。改めて、心からの感謝を申し上げるとともに、ご冥福をお祈りいたします。

では、「次」の在宅医療カレッジの場でお会いしましょう。

2018年11月　佐々木 淳

※開催名称は依頼順によるもの。講演タイトルは本書籍化にあたり再編した。

開催日	開催名称	講演タイトル	登壇者 (カッコ内はゲスト。敬称略)	開催場所
2016年8月8日	在宅医療カレッジ17	患者の視点で考えるがんの治療と療養支援	西村元一	一般財団法人国鉄労働会館
2016年9月7日	在宅医療カレッジ18	高齢者の肺炎と口腔機能を考える	前田圭介(戸原 玄・佐々木淳)	ラーニングスクエア新橋
2016年11月9日	在宅医療カレッジ関西2016(2日連続開催)	ケアを考える・1	渡辺克哉・佐々木慈瞳・井階友貴	インテックス大阪
2016年11月10日		ケアを考える・2	宇都宮宏子・佐々木淳・平井みどり	インテックス大阪
2016年11月11日	在宅医療カレッジ15	多死社会の処方箋　医療と介護のイノベーション	永井康徳	ラーニングスクエア新橋
2016年12月1日	在宅医療カレッジ特別企画	これからの医療と介護のカタチ 超高齢社会を明るい未来にするための10人の提言	秋山正子・浅川澄一・宇都宮宏子・小川利久・加藤忠相・下河原忠道・田中謙一・西村周三・森田洋之	日経ホール
2017年2月15日	在宅医療カレッジ19×D-Method	家族から専門職への質問　こんな時、どうしたらいい?	宮崎詩子・佐々木淳・三幣利克・糟谷明範・椎名美貴・森岡真也	一般財団法人国鉄労働会館
2017年4月28日	在宅医療カレッジ20	私たちは在宅医療をどう学び、どう実践していくべきか	加藤忠相・佐々木淳・高瀬比左子・戸原 玄・町 亞聖・山口高秀・吉江 悟・坂本文武	東京医科歯科大学湯島キャンパスM&Dタワー
2017年7月22日	在宅医療カレッジ札幌2017	これからの地域と医療のカタチ 村上智彦・西村元一からのメッセージ	佐藤伸彦・永森克志	会議研究施設ACU(アキュ)
2017年10月19日	在宅医療カレッジ21	当事者の目線で考える認知症　早期発見・早期絶望という現実と	丹野智文	一般財団法人国鉄労働会館
2017年10月31日	在宅医療カレッジ22	退院支援のあり方を考える　病院と在宅の連携とは	宇都宮宏子	一般財団法人国鉄労働会館
2017年12月7日	在宅医療カレッジ特別企画	自立支援を通じて考える超高齢社会と地域のカタチ	浅川澄一・唐澤 剛・西村周三・前田隆行・三輪恭子・森 剛士・山崎 亮	東京国際フォーラム
2018年1月17日	在宅医療カレッジ23	おひとりさまの最期 在宅の一人死は「さみしい」か?	上野千鶴子	ラーニングスクエア新橋
2018年2月1日	在宅医療カレッジ24	シンガポールの医療・介護がどのように高齢化に備えているか 医療の仕組みと日本が学ぶべきこと	佐藤健一	グラントウキョウサウスタワー
2018年2月28日	在宅医療カレッジ25	超高齢社会と社会栄養学のススメ	東口髙志	大妻女子大学千代田キャンパス
2018年4月20日	在宅医療カレッジ26	病院に求められる地域包括ケアシステムとの連携	高山義浩	グラントウキョウサウスタワー
2018年6月22日	在宅医療カレッジ27	超高齢社会への対応　社会保障制度改革の視点	江崎禎英	グラントウキョウサウスタワー
2018年7月28日	在宅医療カレッジ札幌2018	これからの地域と医療・介護のカタチ コミュニティデザインから専門職の役割を考える	山崎 亮・西上ありさ・永森克志・佐々木淳	札幌市立大学
2018年8月7日	在宅医療カレッジ28	これからの地域医療のカタチ　医療・介護専門職のための家庭医療入門	藤沼康樹	一般財団法人国鉄労働会館
2018年8月14日	在宅医療カレッジ緊急企画	倉敷・真備での経験から、いま改めて被災地支援を考える	ボランティアメンバー	医療法人社団悠翔会本部
2018年9月13日	在宅医療カレッジ29	英国GPに学ぶ これからの日本の医療・介護のカタチ　SASAE×SASAKI対談	佐々江龍一郎・佐々木淳	グラントウキョウサウスタワー
2018年10月31日	在宅医療カレッジ30	スマートエイジング　人生100年時代の加齢観と社会課題解決アプローチ	村田裕之	グラントウキョウサウスタワー
2018年11月13日	在宅医療カレッジ31	ホスピス緩和ケアにおけるスピリチュアルケア　いのちの価値と意味の発見	岡田 圭	グラントウキョウサウスタワー
2018年12月14日	在宅医療カレッジ特別企画	誰もが幸せに暮らせる「ソーシャルインクルージョン」って何だ? 改めて「地域共生社会」を考える。	西村周三・浅川澄一・大熊由紀子・唐澤 剛・藤岡雅美・雄谷良成・加藤忠相・下河原忠道・井階友貴	東京国際フォーラム

在宅医療カレッジ開催一覧 2015〜2018年

開催日	開催名称	講演タイトル	登壇者（カッコ内はゲスト。敬称略）	開催場所
2015年4月28日	在宅医療カレッジ01	認知症の人とともに生きる	木之下徹	ステーションコンファレンス東京
2015年5月22日	在宅医療カレッジ02	高齢者の薬物療法	秋下雅弘・平井みどり	ラーニングスクエア新橋
2015年6月4日	在宅医療カレッジ05	私の死生観　ホスピス医24年の経験を通して	山崎章郎	医療法人社団悠翔会本部
2015年6月25日	在宅医療カレッジ03	車いすシーティングの可能性　シーティングで変わる車いす使用者の未来	山崎泰広	ステーションコンファレンス東京
2015年6月27日	在宅医療カレッジ南三陸01	地域包括ケアの未来	中村幸夫・佐々木淳・内藤茂順・高嶌恒男	入谷公民館
2015年7月16日	在宅医療カレッジ04	スピリチュアルケア・援助的コミュニケーション	小澤竹俊	ラーニングスクエア新橋
2015年8月7日	在宅医療カレッジ06	最期まで口から食べる　嚥下食の新しい視点と考え方	金谷節子	医療法人社団悠翔会本部
2015年8月29日	在宅医療カレッジ07	超高齢社会における栄養ケアの役割 サルコペニア・フレイルティ・認知症と戦うには	吉田貞夫	ラーニングスクエア新橋
2015年9月18日	在宅医療カレッジ08	リハビリテーション栄養	若林秀隆	ラーニングスクエア新橋
2015年10月2日	在宅医療カレッジ09	口腔ケアと食支援　食べること 生きること 最期まで食べられる街づくり	五島朋幸	三井記念病院
2015年10月17日	在宅医療カレッジ10	コウノメソッドから認知症を考える	河野和彦	TKP東京駅日本橋カンファレンスセンター
2015年10月25日	在宅医療カレッジ埼玉キャンパス01	世界最速で高齢化の進む埼玉県の未来を考える	高瀬比左子・佐々木淳・山本まさの・笹岡大史・小泉圭司・石原志津子・見形信子・都築理美	埼玉県立大学
2015年11月12日	在宅医療カレッジ横浜キャンパス1限目	リハビリテーションの視点から見えるもの	金井貴之	ウィリング横浜
2015年12月10日	在宅医療カレッジ特別企画	地域包括ケア時代に求められる医療と介護の役割	浅川澄一・加藤忠相・亀山大介・川島 実・木村弥生・小早川仁・下河原忠道・西村周三・野島あけみ・平井みどり	東京国際フォーラム
2016年1月23日	在宅医療カレッジ11	内側からみたレビー小体型認知症	樋口直美	三井記念病院
2016年1月30日	在宅医療カレッジ南三陸02	超高齢社会における栄養ケアの役割	吉田貞夫	南三陸町病院総合ケアセンターホール
2016年2月10日	在宅医療カレッジ12	認知症プロアクティブアプローチケア	加藤忠相	一般財団法人国鉄労働会館
2016年3月24日	在宅医療カレッジ13	なぜスウェーデンでは認知症が重症化しないのか	藤原瑠美	一般財団法人国鉄労働会館
2016年4月2日	在宅医療カレッジ14	“理由を探る”認知症ケア 関わりが180度変わる	裵 鎬洙	TEPIA先端技術館TEPIAホール
2016年6月27日	在宅医療カレッジ16	破綻からの奇蹟 いま夕張市民から学ぶこと	森田洋之	一般財団法人国鉄労働会館
2016年7月22日	在宅医療カレッジ&函館ジェネラリストカレッジ09	在宅医療　ここを聞きたい	佐々木淳・川口篤也	亀田福祉センター
2016年7月23日	在宅医療カレッジ札幌2016	住み慣れた街で最後まで暮らし続けるために	町 亞聖・前田隆行	札幌コンベンションセンター
2016年7月27日	在宅医療カレッジ夏季講習2016（2日連続開催）	ケアを変える・1	加藤忠相・河野和彦・佐藤雅彦（小川利久・渡辺美恵子）	東京ビッグサイト
2016年7月28日		ケアを変える・2	高瀬義昌・佐々木淳・山崎泰広	東京ビッグサイト
2016年7月28日	在宅医療カレッジ特別シンポジウム	安心して死を迎えられる場所を　多死時代における高齢者住宅の役割	町 亞聖・浅川澄一・木戸恵子・下河原忠道・土谷千津子	東京ビッグサイト